Anaesthesiology and Resuscitation
Anaesthesiologie und Wiederbelebung
Anesthésiologie et Réanimation

42

P. Schreiber

Der Narkoseapparat

Mit 57 Abbildungen

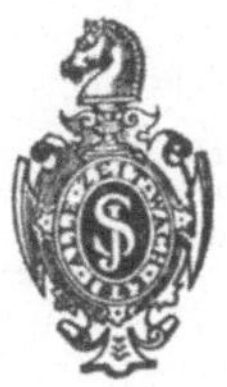

Springer-Verlag Berlin Heidelberg New York 1969

Dipl. Ing. PETER SCHREIBER

16 Walnut Lane, Doylestown, Pennsylvania/USA

ISBN-13: 978-3-540-04414-7 e-ISBN-13: 978-3-642-46152-1

DOI: 10.1007/978-3-642-46152-1

Titel-Nr. 7398

Geleitwort

Die Naturwissenschaften haben in den letzten hundert Jahren den Fortschritt der Medizin an erster Stelle getragen. Ohne die Technik ist die moderne Medizin nicht mehr denkbar. Mit den Möglichkeiten sind indes auch die Gefahren gewachsen: Jede Maschine kann in der Hand des Unkundigen zum tödlichen Instrument werden.

Es ist ein Verdienst des Dipl.-Ing. Peter Schreiber, in der vorliegenden Monographie den Narkoseapparat mit allen seinen Funktionselementen vom physikalisch-technischen Standpunkt aus in leicht verständlicher Form zu beschreiben. Er kann sich hierbei auf zehnjährige Erfahrungen als Konstrukteur von Narkose- und Beatmungsgeräten stützen, die er in Europa und Amerika bei den verschiedensten Typen gesammelt hat.

Die Details der apparativen Technik der Narkose und die zugrundeliegenden physikalischen Gesetze haben in der Ausbildung des Anaesthesisten zunehmende Bedeutung erlangt. In der gründlichen Kenntnis von Bau und Funktionsweise des Narkoseapparates liegt der Schlüssel zu seiner kunstgerechten Anwendung.

Mainz, Mai 1969

Dr. med. Rudolf Frey, F. F. A. R. C. S.,
Professor für Anaesthesiologie
an der Universität Mainz

Vorwort

In der Welt produzieren zur Zeit etwa fünfzig Firmen Narkoseapparate.

Für den Anaesthesisten ist es schwer, bei diesem Angebot die richtige Auswahl zu treffen.

Mit diesem Buch wurde versucht, die verschiedenartigen technischen und konstruktiven Grundprinzipien des Narkoseapparates und ihre Merkmale herauszustellen und zu erklären. Es wurde bewußt darauf verzichtet bestimmte Fabrikate namentlich zu nennen.

Der Aufbau des Buches und die Kapitelfolge entsprechen dem Gasfluß im Gerät, mit der Gasflasche beginnend und im Kreissystem endend.

Das Buch soll das Wissen des Fachmannes vertiefen, den für die Beschaffung Verantwortlichen bei der Auswahl helfen und dem Studierenden die grundsätzlichen Kenntnisse vermitteln. Ich hoffe, daß das Buch einen interessierten Leserkreis findet.

Doylestown, Pennsylvania
Mai 1969

PETER SCHREIBER

Inhalt

1. KAPITEL

Die Gasflaschen

Inhalt: Verdichtete Gase – verflüssigte Gase – Stoffeigenschaften von Gasen – Kennzeichnung und Prüfung von Gasflaschen – Hinweise für den Umgang mit Gasflaschen – Anschlüsse von Gasflaschen.

Eine der Hauptaufgaben des Narkoseapparates ist es, das für die Narkose erforderliche Gemisch von verschiedenen Gasen zu liefern, sowie dieses eventuell mit dem Dampf flüssiger Narkosemittel anzureichern.

Unter Gasen sollen in diesem Zusammenhang Stoffe verstanden werden, die bei einer Temperatur von weniger als 50 °C einen Dampfdruck von mehr als 3 kp/cm² haben. Stoffe, die bei einer Temperatur von 50 °C einen Dampfdruck von 3 kp/cm² oder weniger haben, werden je nach ihrem Aggregatzustand als Flüssigkeiten oder Dämpfe bezeichnet.

Die Gasversorgung von Narkoseapparaten geschieht entweder durch zentrale Anlagen oder aus Gasflaschen. Bei der Bereitstellung in Gasflaschen unterscheiden wir verdichtete Gase und verflüssigte Gase.

Als „verdichtet" gelten Gase, deren kritische Temperatur niedriger als —10 °C ist. Die kritische Temperatur stellt eine für jedes Gas spezifische Grenztemperatur dar, oberhalb der es unter Anwendung beliebig hohen Druckes nicht mehr verflüssigt werden kann.

Die verflüssigten Gase werden unterteilt in:

a) *Verflüssigte Gase mit einer kritischen Temperatur gleich oder größer als* +70 °C.

b) *Verflüssigte Gase mit einer kritischen Temperatur niedriger als* +70 °C.

Alle für Narkosezwecke verwendeten Gase sind entweder verdichtete Gase oder verflüssigte Gase nach Gruppe b.

Als Siedepunkt eines Gases oder einer Flüssigkeit gilt die Temperatur, bei welcher der Dampfdruck 760 mmHg beträgt.

Der in der folgenden Tabelle angegebene Zündbereich läßt erkennen, ob und innerhalb welchen Konzentrationsbereiches das betreffende Gas mit Luft Mischungen bildet, in denen bei einer Anfangstemperatur von 20 °C und einem Anfangsdruck von 760 mmHg eine durch eine Zündquelle eingeleitete Zündung fortschreitet. Derartige Gase gelten als brennbar. Die Gewindeanschlüsse der Flaschenventile dieser Gase sind linksgängig und mit einer eingestochenen Nut gekennzeichnet. Bei Verwendung von Bügelanschlüssen ist keine derartige Kennzeichnung vorhanden.

Bei verdichteten Gasen ist der Grenzwert der Füllung in atü angegeben (s. Tabelle 1). Der Fülldruck ist der höchstzulässige Druck in der Flasche bei 15 °C. Unterhalb dieser Temperatur darf dieser Wert nicht erreicht werden.

Die Füllung von Flaschen mit verflüssigten Gasen erfolgt in kp/l. Bei verflüssigten Gasen, deren kritische Temperatur unterhalb von 70 °C liegt, ist das höchstzulässige Füllgewicht in kp/l so bemessen, daß der Druck des Gases bei einer Temperatur von 65 °C den Prüfdruck des Behälters nicht übersteigt.

Bei verflüssigten Gasen, deren kritische Temperatur gleich oder größer als +70 °C ist, ist der Füllungsgrad in kp/l so bemessen, daß die Behälter bei einer Temperatur der Füllung von 50 °C höchstens zu 95% ihres Rauminhaltes mit verflüssigtem Gas gefüllt sind. Außerdem darf die Dampfphase unterhalb der Temperatur von 60 °C nicht verschwinden.

Abb. 1. Kennzeichnung einer Sauerstoff-Flasche nach der Druckgasverordnung

161823	Behälternummer des Eigentümers
40 LTR	Rauminhalt in Litern
Sauerstoff	Gasart
200 ATÜ	Fülldruck in kp/cm²
5.52/6.57	Annahmedatum mit Stempel des Technischen Überwachungsvereins (TU oder TÜV)
IWK	Kennzeichen des Herstellers
49	Baujahr
3776	Behälternummer des Herstellers
V	Glühstempel
77	Streckgrenze des Werkstoffes
44 Cr 6	Werkstoffart
5,3	Wanddicke
50,2	Leergewicht des Behälters ohne Ventil

Tabelle 1. *Stoffeigenschaften verschiedener Gase*

Name	Formel	Molekulargewicht	Siedepunkt °C	Spez. Gewicht des Gases kp/Nm₃	Kritische Temp. °C	Verd. Wärme kcal/kp	Spez. Wärme $\frac{kcal}{kp\ °C}$	Brechkraft b. λ = 546,1 nm	Zündbereich in Luft Vol. %	Füllart der Flaschen	Zulässiger Füllungsgrad f. Fl. kp/l	Höchstzul. Druck der Füllung kp/cm²	Prüfdruck f. Flaschen kp/cm²
Äthylen	C_2H_4	28,05	−103,7	1,2605	+ 9,9	125	0,35	729,2 T.H.	2,7–34	verflüssigt (b)	0,34 u. 0,37		225 u. 300
Helium	He	4,0	−268,9	0,178	−268,0	5	1,25	34,9 Ko.		verdichtet		200 u. 250	300 u. 375
Kohlendioxyd (Kohlensäure)	CO_2	44,01	− 78,5	1,9768	+ 31	137	0,197	450,6 T.H.		verflüssigt (b)	0,66 u. 0,75		190 u. 250
Stickoxydul (Lachgas)	N_2O	44,02	− 88,5	1,98	+ 36,4	90	0,205	507,9 Ko.		verflüssigt (b)	0,68 u. 0,75		180 u. 250
Sauerstoff	O_2	32	−182,97	1,4289	−118,4	51	0,218	272,3 T.G.		verdichtet		200 u. 250	300 u. 375
Zyklopropan	C_3H_6	42,08	− 32,8	1,88	+125	113,9			2,4 bis 10,4	verflüssigt (a)	0,53		25

Normkubikmetergew. u. Brechkraft bei 0° C und 760 mmHg
Zündbereich bei 20° C und 760 mmHg
Siedepunkt bei 760 mmHg
Spez. Wärme bei 0° C
Höchstzul. Druck d. Füllung bei 15° C

Verd. Wärme beim Siedepunkt
T.H.: Tausz und Hornung
Ko.: Koch
T.G.: Tausz und Görlacher

Der Prüfdruck muß dem Dampfdruck des Gases bei einer Temperatur von 70 °C entsprechen, mindestens aber 10 kp/cm² betragen.

In Tabelle 1 sind die Stoffeigenschaften der für Narkosezwecke wichtigsten Gase zusammengefaßt.

Alle in Deutschland in den Verkehr kommenden Gasflaschen von mehr als 220 cm³ Rauminhalt müssen der Druckgasverordnung nebst technischen Grundsätzen entsprechen. Über die ordnungsgemäß erfolgte Erstabnahme gibt die Einstempelung an der Flaschenschulter Aufschluß. In Abb. 1 sind alte und neue Art der Flaschenkennzeichnung an einer Sauerstoffflasche dargestellt.

Alle Gasflaschen haben eine zeitlich begrenzte Zulassungsdauer. Diese beträgt für die in Tabelle 1 aufgeführten Gase 5 Jahre. Nach Ablauf dieser Frist muß vor erneutem Füllen eine Wiederholungsprüfung durchgeführt werden; diese wird meistens vom Füllwerk veranlaßt, oder der Eigentümer muß sie bei dem für seinen Wohnsitz zuständigen Technischen Überwachungsverein selbst beantragen. Letzteres gilt für die kleinen Reserveflaschen am Narkoseapparat, die normalerweise nie vom Gerät entfernt werden.

Beim Füllen von Gasflaschen sind die auf der Flaschenschulter angegebenen Werte unbedingt zu beachten. Es darf nur das jeweils angegebene Gas eingefüllt werden. Die Verwendung der Flaschen für höhere Drücke oder größere Füllmengen ist verboten. Umstempelungen oder Neuprägungen (z. B. Eigentümerbezeichnung) dürfen nur bei entleerter Flasche vorgenommen werden und erfordern eine erneute Prüfung durch den Technischen Überwachungsverein.

Das eingeschraubte Flaschenventil muß den für das entsprechende Gas festgelegten Seitenanschluß nach DIN 477 besitzen. Es dürfen nur Armaturen angeschlossen werden, die den entsprechenden Gegenanschluß haben. Die Benutzung von Zwischenstücken ist verboten. Eine Ausnahme bilden gewisse Adaptoren für den Übergang von Bügelanschluß auf Schraubanschluß.

Beim Transport oder bei nicht benutzten Flaschen ist der Seitenanschluß des Ventils durch eine Verschlußmutter zu verschließen. Das Gewinde des Flaschenventils und die Dichtfläche werden auf diese Weise geschützt. Gleichzeitig wird bei undichtem Flaschenventil ein Ausströmen des Gases verhindert. Bei einer nicht fest angezogenen Verschlußmutter besteht die Gefahr, daß sich dieselbe löst und die aufgesetzte Flaschenkappe blockiert. Flaschen dürfen nur mit aufgesetzter Ventilschutzkappe transportiert werden.

Nicht benutzte Flaschen werden am günstigsten liegend aufbewahrt. Flaschen verschiedener Gasart sollen getrennt lagern. Stehende Flaschen müssen gegen Umfallen gesichert werden. Gasflaschen dürfen weder in Treppenhäusern, Haus- und Stockwerksfluren, Durchgängen und Durchfahrten noch in Räumen mit Gruben, Kanälen oder Abflüssen zu Kanälen sowie Kellergängen, auch nicht vorübergehend, abgestellt werden. Flaschen mit brennbaren Gasen sollen nicht in Räumen gelagert werden, deren Fußboden allseitig tiefer liegt, als der umgebende Erdboden. Gasflaschen dürfen nicht zusammen mit feuergefährlichen Stoffen lagern. Gefüllte Flaschen sollen nicht der direkten Sonnenbestrahlung und der Einwirkung von Wärmequellen, wie Öfen, Heizkörpern und dergl. ausgesetzt werden.

Bei Bränden müssen Flaschen mit als Erstes aus dem gefährdeten Bereich entfernt werden. Die Feuerwehr ist gegebenenfalls auf das Vorhandensein von Flaschen im Brandherd aufmerksam zu machen. Das Flaschenventil soll langsam geöffnet und leicht geschlossen werden. Dies ist besonders bei Sauerstoff zu beachten, da es hier durch einen Druckstoß zur Zündung in den angeschlossenen Armaturen kommen kann. Auch bei anderen Gasen können durch plötzliches Öffnen des Ventils Druckmesser oder andere Meßgeräte beschädigt werden.

Vor dem Anschließen einer Gasflasche ist das Flaschenventil durch kurzes Öffnen auszublasen. Schmutz oder Rost, der sich im Ventil befindet, wird hierdurch entfernt.

Flaschen mit verflüssigtem Gas dürfen nicht liegend oder mit dem Ventil nach unten hängend geöffnet werden.

Die Bestimmung des Gasvorrates ist bei verdichteten Gasen mit Hilfe des Inhaltsdruckmessers möglich. Durch Multiplikation des Druckes in der Flasche (atü) mit dem Rauminhalt der Flasche (l) erhält man den Vorrat in Litern.

Beispiel: In einer Sauerstoffflasche von 11 l Rauminhalt befinden sich bei einem Druck von 200 atü $11 \times 200 = 2200$ l Sauerstoff.

Bei verflüssigten Gasen ist die Bestimmung des Vorrates in der Flasche mit Hilfe des Druckes nicht möglich. In diesem Falle befindet sich im unteren Abschnitt der Flasche der Inhalt in Flüssigphase im oberen Abschnitt in Gasphase (s. Abb. 2). Das Verhältnis von Gasphase zu Flüssigphase ist vom Füllungsgrad abhängig. Das Gas oberhalb der Flüssigkeit steht unter dem der Dampfdruckkurve entsprechenden Druck, s. Abb. 3. Bei der Entnahme von Gas sinkt die Temperatur in der Flasche, da für den Übergang der Flüssigkeit zu Gas Wärme verbraucht wird. Der Druck in der Flasche entspricht dem Dampfdruck, solange Flüssigkeit vorhanden ist. Ist infolge der Entnahme der gesamte Vorrat an Flüssigkeit verbraucht und nur noch Gas in der Flasche vorhanden, läßt sich der Inhalt wie bei komprimierten Gasen berechnen. Der Druck in der Flasche fällt jetzt entsprechend dem Flascheninhalt.

Die Ventile an Gasflaschen sind nach ihren Bauformen, Baumaßen, Anschlüssen und Gewinden nach DIN 477 genormt. Die Normung soll unter anderem verhindern, daß Flaschen beim Füllen oder Entleeren verwechselt werden.

Tabelle 2. *Genormte Flaschenansschlüsse*

Name	Formel	Kennfarbe*	RAL-Nr.der Farbe	Schraubanschluß	Paßstiftanordnung Bohrungen im Ventil
Äthylen	C_2H_4	rot	3000	W 21,8 × 1/14′′ links	1,5; 12,4; 5,65; 14,2
Helium	He	braun	8001	W 21,8 × 1/14′′	1,5; 14,2; 12,4; 5,65
Kohlendioxyd (Kohlensäure)	CO_2	schwarz	9005	W 21,8 × 1/14′′	12,4; 7,15; 14,3
Stickoxydul (Lachgas)	N_2O	grau	7001	R 3/8′′ R 3/4′′ Innengew.	14,2; 13,6; 5,9; 1,5
Sauerstoff	O_2	blau	5007	R 3/4′′	13,6; 4,4; 8,8
Zyklopropan	C_3H_6	orange	2000	W 21,8 × 1/14′′ links	14,2; 12,4; 1,5; 8,65

*nicht genormt

RAL = Ausschuß für Lieferbedingungen u. Gütesicherung

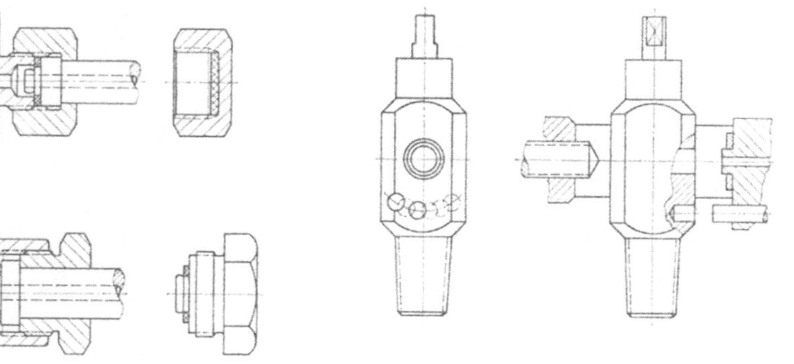

Für medizinisch genutzte Gase unterscheiden wir den Schraubanschluß und den Bügelanschluß mit Pin-Index-System.

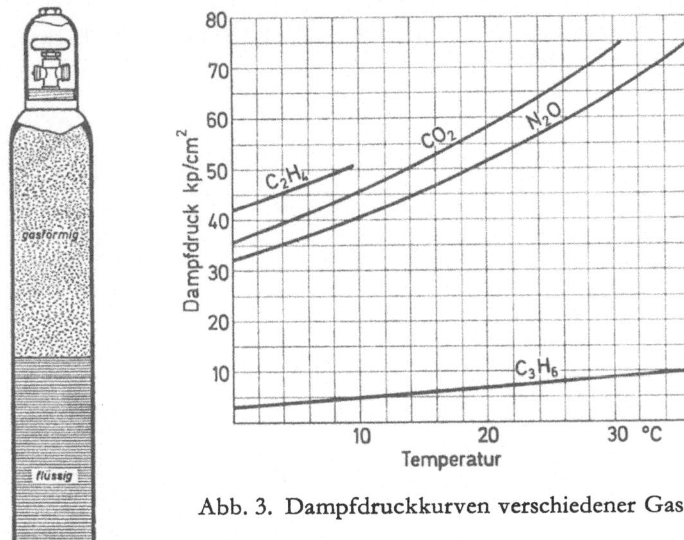

Abb. 3. Dampfdruckkurven verschiedener Gase

Abb. 2. Schnittzeichnung einer halbentleerten Lachgas-Flasche

Tabelle 2 zeigt die in Deutschland genormten Schraubanschlüsse und Paßstiftanordnungen sowie die eingeführten Gaskennfarben für einige Gase.

Achtung:

Die Hochdrucksauerstoff führenden Apparateteile dürfen nicht gefettet oder geölt werden, sonst besteht Explosionsgefahr.

Literatur

ARBEITSSCHUTZ, Fachteil des Bundesarbeitsblattes für technischen und sozialen Arbeitsschutz, S. 50 (1962); S. 161 (1963).

BUNDESGESETZBLATT Teil II, Verordnung über gefährliche Seefrachtgüter, herausgegeben am 14. 1. 1960, gültig ab 4. 1. 1960.

CORDES, H.: Betrachtungen und Gedanken zur neuen DIN 477, Drägerwerk – Druckgasarmaturen Nr. 10.

DIN Blatt Nr. 477.

Druckgasbestimmungen, herausgegeben von der Vereinigung der technischen Überwachungsvereine e. V., Essen.

Landolt-Börnstein, Band 2, 5. Auflage und 2. Band, 2. Teil Bandteil A, 6 Berlin Heidelberg New York: Springer Verlag 1969.

Scheel, H.: Behandlung von Gasflaschen, Drägerwerk – Druckgasarmaturen Nr. 6.

— Neue Bestimmungen für Kohlendioxyd- und Stickoxydul-Flaschen, Drägerwerk – Druckgasarmaturen Nr. 13.

2. KAPITEL

Die Druckminderer

Inhalt: Mit dem Druck schließende Druckminderer – gegen den Druck schließende Druckminderer – Arbeitsweise – Ausbrennsichere Druckminderer – Einfrieren von Druckminderern.

Druckminderer sind Regler, die bei Gasentnahme aus einem Behälter den hohen Druck (Vordruck) eines gespeicherten Gases auf einen bestimmten niedrigeren Druck (Hinterdruck) herabsetzen. Dabei bleibt der Hinterdruck in gewissen Grenzen annähernd gleich, unabhängig davon, wieviel Gas entnommen wird und wie hoch der Vordruck ist. Der Vordruck kann, wie bereits in Kapitel 1 erwähnt, bei verdichteten Gasen bis zu 250 atü betragen, während er bei verflüssigten Gasen normalerweise dem Dampfdruck entspricht. Bei Narkoseapparaten liegt, je nach Fabrikat, der Hinterdruck der Druckminderer zwischen 0,5 und 5 atü.

Nach der Arbeitsweise besteht ein grundsätzlicher Unterschied zwischen den „mit dem Druck schließenden Druckminderern" (Abb. 4) und den „gegen den Druck schließenden Druckminderern" (Abb. 5). Im Folgenden soll die Arbeitsweise des mit dem Druck schließenden Druckminderers erklärt werden.

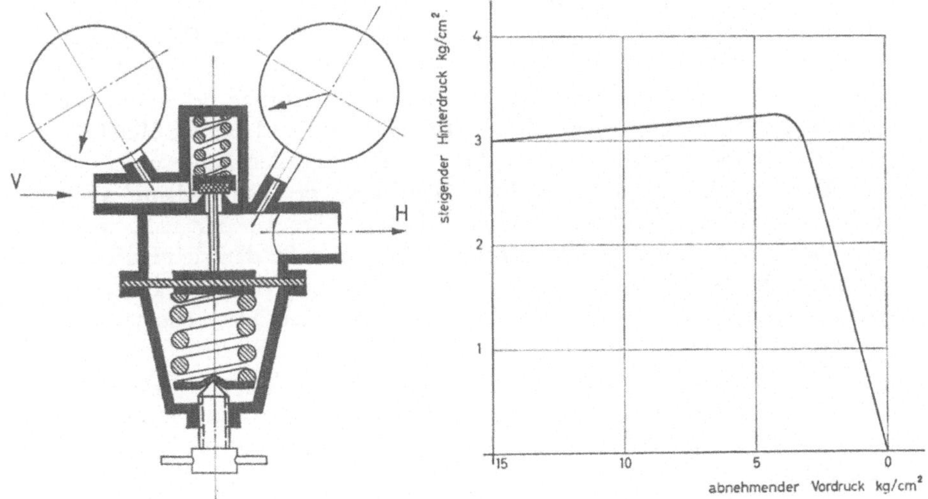

Abb. 4. Schema eines mit dem Druck schließenden Druckminderers

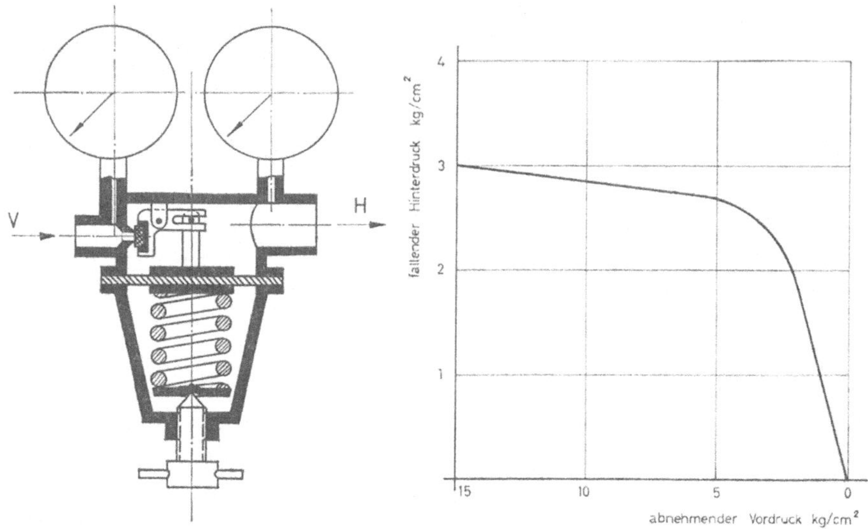

Abb. 5. Schema eines gegen den Druck schließenden Druckminderers

Der Gaszufluß zum Druckminderer erfolgt in Richtung des Pfeiles *V*. Das zufließende Gas steht unter dem Behälterdurck (Vordruck). Das Gas verläßt den Druckminderer in Richtung des Pfeiles *H*. Dieses Gas steht unter dem Hinterdruck. Die Entspannung des Gases von Vordruck auf Hinterdruck erfolgt nach Durchströmen des Spaltes zwischen Schließbolzen und Krater sowie der nachgeschalteten Bohrung. Membran und Schließbolzen des Druckminderers sind durch einen Stift starr zu einer Einheit verbunden. Die Lage dieser Einheit und damit der Öffnungshub (Ringspalt zwischen Schließbolzen und Krater) wird durch die eingebauten Federn und den auf die Membran wirkenden Hinterdruck bestimmt. Die Kraft der kleinen Feder oberhalb des Schließbolzens und die der Membran sind im Schema abwärts gerichtet. Die Kraft der großen Feder unterhalb der Membran ist aufwärts gerichtet. Gleichgewicht besteht dann, wenn sich die entgegenwirkenden Kräfte aufheben. Dies ist der Fall, wenn zwischen Krater und Schließbolzen soviel Gas ausfließt, daß sich im Raum oberhalb der Membran, der eingestellte Hinterdruck ergibt. Dabei muß das zufließende Gas dem abfließenden Gas entsprechen. Das bedeutet, daß je nach Gasentnahme der Spalt zwischen Krater und Schließbolzen verschieden groß sein wird. Wenn also im Extremfall keine Gasentnahme erfolgt, bewegt sich die Einheit aus Schließbolzen und Membran soweit nach unten, bis der Schließbolzen auf dem Krater aufsitzt und damit den Gasfluß unterbricht.

Ändert man die Vorspannung der unterhalb der Membran befindlichen Feder, so ändert man damit im gleichen Maße den Hinterdruck.

Wie aus dem Schaubild Abb. 4 ersichtlich, steigt der Hinterdruck bei abnehmendem Vordruck geringfügig an. Dieser Druckanstieg ist darauf zurückzuführen, daß sich zu den nach unten gerichteten Kräften der auf den Schließbolzen wirkende Vordruck addiert. Mit fallendem Vordruck wird diese Kraft kleiner, was zu dem erwähnten Anstieg des Hinterdrucks führt.

Abb. 5. zeigt einen gegen den Druck schließenden Druckminderer. Die Wirkungsweise dieses Types unterscheidet sich vom vorigen Typ dadurch, daß Membran und Schließbolzen nicht starr verbunden sind. Zwischen beiden ist eine Übersetzung von einem oder mehreren Hebeln zwischengeschaltet. In diesem Falle unterstützt der Vordruck nicht die Schließkraft des Bolzens, sondern wirkt ihr entgegen. Wie aus dem Schaubild Abb. 5 ersichtlich, fällt daher mit sinkendem Vordruck der Hinterdruck geringfügig ab. Die in beiden Fällen vorhandene Abhängigkeit des Hinterdruckes vom Vordruck kann durch einen zusätzlichen konstruktiven Aufwand beseitigt werden. So kann man z. B. einen Druckminderer 2stufig ausbilden, oder zwei Druckminderer mit entgegengesetzter Charakteristik hintereinanderschalten.

Im letzten Kapitel wurde erwähnt, daß bei zu schnellem Öffnen des Flaschenventiles einer Sauerstoffflasche die Gefahr einer Explosion oder eines Brandes besteht. In den meisten Fällen erfolgt die Zündung im Druckminderer. Das einschießende Gas wird dort komprimiert. Dies kann zu einem Temperaturanstieg bis zu 800 °C führen. Besteht für die entstehende Kompressionswärme keine Möglichkeit schnell genug abzufließen, so kommt es zur Zündung der Dichtungen aus organischen Werkstoffen. Die Gefahr wird durch hohen Druck in der Flasche, sowie durch den heute meist sehr trockenen Sauerstoff erhöht. Trockener Sauerstoff führt zur Rißbildung und Aufrauhung der Dichtungen. Die aufgerauhten Oberflächen erhöhen die Gefahr einer Zündung.

Ausbrennsichere Typen besitzen eine verengte Zuströmöffnung (s. Abb. 6). Die dadurch bedingte Expansion und somit Abkühlung des Gases, wirkt einer Zündung entgegen. Als weitere Maßnahme sind bei

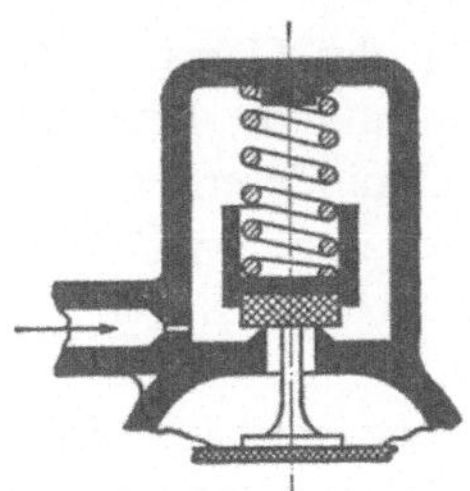

Abb. 6. Ausbrennsichere Anordnung der organischen Abdichtung bei einem Sauerstoff-Druckminderer

diesen Typen Kompressionspunkt und organische Dichtungselemente möglichst weit getrennt voneinander angeordnet. Über diese konstruktiven Vorkehrungen hinaus müssen Sauerstoffdruckminderer absolut öl- und fettfrei gehalten werden.

Bei zu hohem Feuchtigkeitsgehalt des Gases kann es zum Einfrieren des Druckminderers kommen. An der Expansionsstelle im Druckminderer fällt die Temperatur infolge der Expansion stark ab. Bei Entnahme von größeren Volumina können die Temperaturen 0 °C unterschreiten. Enthält das Gas Wasserdampf, so kondensiert dieser an der Expansionsstelle, was bei Temperaturen unter 0 °C zu Eisbildung und Festfrieren beweglicher Teile führt. Eine beginnende Vereisung im Druckminderer macht sich durch Auf- und Abspringen der Schwimmer in den Durchflußströmungsmessern bemerkbar. Konstruktiv kann man das Einfrieren durch Hintereinanderschalten mehrerer Druckmindererstufen, sowie durch konisch erweiterte Gaswege vermeiden (Abb. 7). Im ersten Fall wird der Temperaturabfall auf zwei Punkte aufgeteilt, im zweiten Fall haben die Eiskristalle keine Möglichkeit sich festzusetzen. Durch Aufwärmen des Druckminderers oder der Gaszuleitungen zum Druckminderer kann man einer beginnenden Vereisung entgegenwirken. Über das Gesagte hinaus sollte auf möglichst feuchtigkeitsfreies Gas geachtet werden.

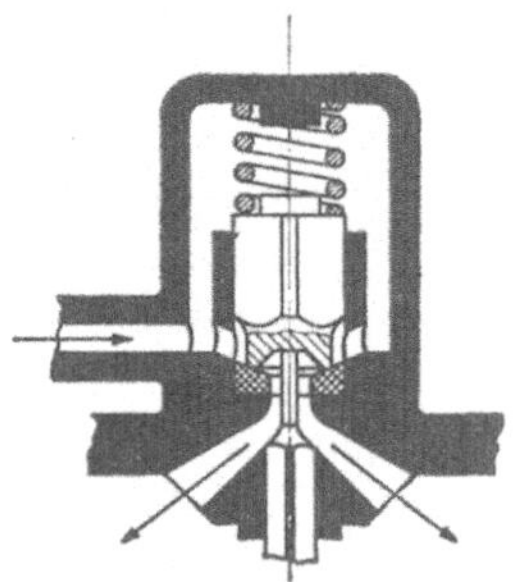

Abb. 7. Gasführung zur Verhinderung von Eisansatz bei Gasentspannung

Die durch die Expansion des Gases bedingte Abkühlung im Druckminderer kann sich noch in anderer Beziehung unangenehm bemerkbar machen. Bei manchen Druckminderern verändert sich die Elastizität der Membran sehr stark mit der Änderung der Temperatur. Dies kann zu einer Veränderung des Hinterdruckes bis zur völligen Unbrauchbarkeit des Druckminderers führen.

Findet keine Gasentnahme statt, so liegt wie bereits erwähnt, der Schließbolzen auf dem Krater auf und unterbricht damit den Gaszufluß. Bei einer Undichtigkeit zwischen diesen beiden Elementen wird aber weiter Gas von der Vorderdruckseite nach der Hinterdruckseite des Druckminderers fließen. Ein Druckanstieg bis zur Zerstörung der nicht ausreichend dimensionierten Teile wäre die Folge. Daher sind Druckminderer meistens mit Sicherheitsventilen ausgestattet, die beim Erreichen eines bestimmten Überdruckes das Gas abströmen lassen. Die Abströmöffnung von Sicherheitsventilen sollte so gerichtet sein, daß durch das ausströmende Gas umstehende Personen oder wichtige Teile, insbesondere hochdruckführende Teile, nicht gefährdet werden können. Eine besonders günstige Lösung ist es, die Membran und Feder des Druckminderers gleichzeitig als Sicherheitselement zu verwenden.

Bei manchen Narkoseapparaten werden Druckminderer direkt ohne Zwischenleitungen an die Gasflaschen angeschlossen. In Deutschland geschieht dies noch überwiegend durch Schraubanschlüsse. In diesem Fall unterscheiden wir den Schraubanschluß mit Flachdichtung nach DIN 8547 und den sogenannten Handanschluß (Abb. 8). Während der Anschluß bei Verwendung einer Flachdichtung mit einem Schraubenschlüssel durchgeführt werden muß, erfordert der Handanschluß kein Werkzeug.

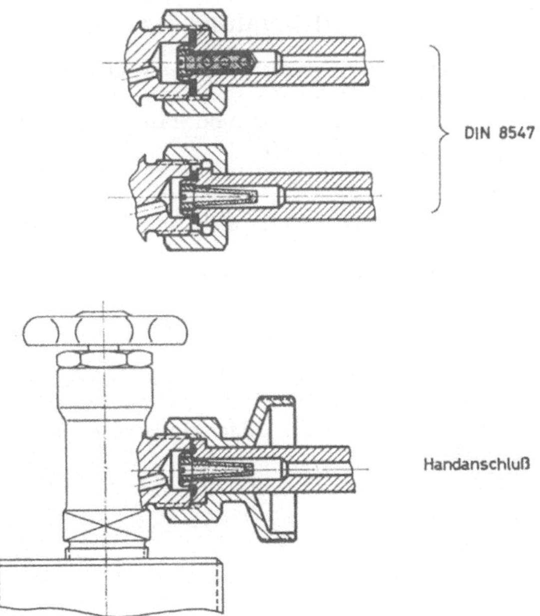

Abb. 8. Anschluß von Druckminderern an Gasflaschen

Das Prinzip des Handanschlusses mit Weichabdichtung beruht darauf, daß die gasdicht zu verbindenden Teile von Hand bis zur metallischen Auflage verschraubt werden. Gegen die zwischen den Metallteilen befindliche Stoßfuge legt sich ein Schnurring aus elastischem Material. Durch den auftretenden Gasdruck wird dieser Schnurring gegen die Stoßfuge gedrückt.

Handanschlüsse dürfen nie unter Druck abgeschraubt werden, eine Zerstörung des Schnurringes wäre die Folge. Die Verwendung eines Handanschlusses setzt ein einwandfreies Gewinde und eine saubere Abdichtfläche am Ventil der Gasflasche voraus.

Um die Sicherheit des Narkoseapparates zu erhöhen, wird bei manchen Modellen der Lachgasdruckminderer vom Sauerstoffdruck angesteuert. Diese Schaltung verhindert die Gefahr, daß reines Lachgas fließt. Fällt der Sauerstoffdruck im Narkoseapparat auf 0 ab, so wird durch den gleichfalls in der Steuerleitung auftretenden Druckabfall der Lachgasfluß unterbrochen.

Eine andere Lösung, die oben erwähnte Gefahr zu verhindern, wird im Kapitel „Das Rohrleitungssystem" beschrieben.

Literatur

Cordes, H.: Wissenswertes über Druckminderer und sogenannte Regler, Drägerwerk – Druckgasarmaturen **7**.

— Die Sicherheitstechnische Gestaltung und Prüfung von Druckminderern, Drägerwerk – Druckgasarmaturen **3**.

DIN Blatt Nr. 477.

DIN Blatt Nr. 8547.

Eger ii, E. I., and R. M. Epstein: Hazards of Anesthetic Equipment, Anesthesiology **25**, 4, 490–504 (1964).

Hagedorn, W.: Leistungsmessung bei Druckminderern, Drägerwerk – Druckgasarmaturen **3**.

Ladwig, E.: Beitrag zur Berechnung von Druckminderern, VDI-Zeitschrift **3** (1957).

Macintosh, R. R., W. W. Mushin, and H. G. Epstein: Physics for the Anaesthetist, 2nd Ed., Oxford: Blackwell 1958.

—, F. B. Bannister: Grundlagen der Allgemeinnarkose. Berlin: VEB Verlag, Volk und Gesundheit 1964.

3. KAPITEL

Die Druckmesser

Inhalt: Einheiten für die Druckmessung – Lage des Meßbereiches – Rohrfeder-Druckmesser – Plattenfeder-Druckmesser – Kapselfeder-Druckmesser.

Druckmesser werden an Narkoseapparaten als Inhaltsdruckmesser der Flaschen, Beatmungsdruckmesser, Blutdruckmesser und Vakuummesser an Sekretabsaugevorrichtungen verwendet. Darüber hinaus kann die Kombination eines Druckmessers und einer Düse zur Bestimmung der fließenden Gasmenge benutzt werden.

Als Druckeinheiten für Druckmesser sind nach DIN 1314 kp/cm², mWS, mmWS und Torr genormt. In der Medizin ist es darüber hinaus üblich, Beatmungsdrücke in cmWS oder cmH_2O anzugeben. Bei Blutdruckmessern ist die Bezeichnung mmQS oder mmHg eingeführt.

Unter Druck wird nach DIN 1314 der folgende Quotient verstanden:

$$\frac{\text{Normalkraft, die auf eine Fläche wirkt}}{\text{Inhalt der Fläche}}$$

In der Dimension kp/cm² ist dieser Quotient klar enthalten, die Kraft in kp wirkt auf die Fläche 1 cm², wobei 1 kp/cm² auch als 1 at (eine technische Atmosphäre) bezeichnet wird.

Bei Dimensionen, die sich auf eine Flüssigkeitssäule beziehen, ist der Quotient Kraft durch Fläche nicht mehr ohne weiteres ersichtlich.

Die ersten Messungen von Drücken wurden von Evangelista Torricelli und Otto von Guericke durchgeführt. Beide benutzten flüssigkeitsgefüllte Rohre (Wasser und Quecksilber). Die Drücke wurden und werden noch heute als Länge einer Flüssigkeitssäule angegeben, deren Gewicht (Kraft) auf eine Fläche wirkt. Das Gewicht dieser Flüssigkeitssäule ist: $G = F \cdot L \cdot \gamma$. Wobei F die Grundfläche, L die Länge und γ das spezifische Gewicht der Flüssigkeitssäule ist. Wie bereits erwähnt, ist Druck der Quotient Kraft (in diesem Falle Gewicht) durch Fläche, $p = \frac{G}{F}$, oder wenn wir obigen Wert für G einsetzen, $p = \frac{F \cdot L \cdot \gamma}{F} = L \cdot \gamma$. Da sich die Fläche herauskürzt, ist ein Druck durch die Länge einer definierten Flüssigkeitssäule eindeutig festgelegt.

Tabelle 3 zeigt die Umrechnungsfaktoren verschiedener Druckeinheiten untereinander.

Tabelle 3. *Tabelle zur Umrechnung von Druckeinheiten*

Druckeinheit	psi	in. of merc.	Atm.	Bar	at	Torr
1 pound per square inch	1	2,036	0,0680	0,0689	0,0703	51,715
1 inch of mercury (Zoll Hg-S)	0,4911	1	0,0334	0,0338	0,0345	25,4
1 Atm (physik. Atmosphäre)	14,696	29,921	1	1,0133	1,0332	760
1 Bar (b, 10^6 dyn/cm^2)	14,503	29,53	0,9869	1	1,0197	750,06
1 at (tech. Atmosphäre, 1 kg/cm^2)	14,2233	28,959	0,9678	0,9807	1	735,56
1 Torr (1 mm Hg-S bei 0° C)	0,01934	0,03937	0,00132	0,00133	0,00136	1

Außer nach dem konstruktiven Aufbau werden Druckmesser nach der Lage des Meßbereichs eingeteilt.

Bei den meisten Druckmessern wird die Differenz zwischen dem jeweils herrschenden atmosphärischen Luftdruck und dem zu messenden Druck ermittelt. Der atmosphärische Druck ist also der Nullpunkt der Skalen derartiger Druckmesser. Über diesem Nullpunkt liegende Drücke bezeichnet man als Überdrücke, darunterliegende als Unterdrücke. Überdrücke sind mit einem + Zeichen als positiv gekennzeichnet, Unterdrücke mit einem — Zeichen als negativ.

Druckmesser, deren Meßbereich im Positiven liegt, werden als Manometer bezeichnet. Der Nullpunkt befindet sich bei diesen Geräten auf der linken Seite der Skala, der Zeiger läuft bei steigendem Überduck im Uhrzeigersinn.

Liegt der Meßbereich nur im Negativen, so werden Druckmesser als Vakuummeter bezeichnet. Bei diesen Geräten befindet sich der Nullpunkt auf der rechten Seite der Skala. Der Zeiger läuft bei steigendem Unterdruck (sinkenden absoluten Druck) entgegen dem Uhrzeigersinn.

Liegt der Meßbereich sowohl im Positiven, als auch im Negativen, so werden Druckmesser als Mano-Vakuummeter bezeichnet. Die Nullmarke liegt bei diesen Druckmessern im Skalenfeld. Der Nullstrich ist oft als ein rechtwinklig zum Zeiger liegender Strich ausgebildet, da die Nullstellung geringen Schwankungen unterworfen ist. Bei manchen Ausführungen ist die Skala zum Zeiger einstellbar.

In bezug auf die zu erwartende Ungenauigkeit sind Druckmesser in Güteklassen eingeteilt.

Tabelle 4 zeigt die nach der BOfM (Beglaubigungsordnung für Überdruckmesser mit elastischem Meßglied) gültige Aufstellung für Druckmesser. Die Prozentangaben sind auf den Skalenwert bezogen und gelten für alle Skalenstellungen. Die Verkehrsfehlergrenze gibt den höchstzulässigen Fehler im Gebrauch an. Die Umkehrspanne ist der Unterschied der Anzeige zwischen Abwärtsgang und Aufwärtsgang. Sie entsteht durch elastische Nachwirkung des Werkstoffes. Der Anzeigebereich eines Druckmessers ist der Bereich zwischen den zwei Endpunkten der Skala.

Tabelle 4. *Güteklassen von Druckmessern*

Güteklasse	Verkehrs-fehlergrenze	Beglau-bigungs-fehlergrenze	Umkehr-spanne	Verwendung
Kl. 0,6	± 0,6 %	± 0,4 %	± 0,3 %	Feinmeß- und Prüfmanometer
Kl. 1,0	± 1,0 %	± 0,8 %	± 0,5 %	Betriebsmanometer für höhere Ansprüche
Kl. 2,0	± 2 %	± 1,6 %	± 1 %	Betriebsmanometer für normale Ansprüche

Der Betriebsbereich, auch Verwendungsbereich genannt, ist der Teil des Anzeigebereiches, der im Betrieb, also bei Dauerbelastung, benutzt werden darf. Er ist wie folgt begrenzt: Zwei Drittel des Anzeigebereichs bei ruhender Belastung, also wenn der Betriebsdruck nicht schwankt. Einhalb des Anzeigebereichs bei schwankender Belastung, besonders bei schnell oder stoßartig auftretenden Drücken.

Die in der Tabelle angegebenen Fehler gelten für die Normallage des Gerätes. Bei Verwendung des Druckmessers in einer anderen Lage können größere Fehler auftreten. Druckmesser, die kein Klassezeichen aufweisen, entsprechen im allgemeinen Klasse 2.

Konstruktiv kann man Druckmesser nach der Art des verwendeten Meßgliedes einteilen. Bei den Meßgliedern unterscheiden wir Rohrfeder, Plattenfeder und Kapselfeder.

Abb. 9 zeigt das Schema eines Druckmessers mit Rohrfeder. Die Rohrfeder wird nach ihrem Erfinder auch Bourdon-Feder genannt. Die Rohrfeder besteht aus einem Rohr mit ovalen Querschnitt, das zu einem Dreiviertelkreis gebogen ist. Das Ende, an welchem die Druckzuleitung erfolgt, ist fest in einen Halter eingelötet. Das andere Ende ist verschlossen und mit dem Übertragungswerk gekoppelt. Ein Druck im Inneren versucht den ovalen Querschnitt zu verformen, die dabei entstehenden Spannungen bewirken ein Aufbiegen des Kreisringes. Diese Bewegung darf nur im elastischen Biegebereich erfolgen. Überlastungen haben eine Nullpunktsverschiebung zur Folge. Bei extremen Überlastungen knickt die Feder ein.

Rohrfederdruckmesser werden als Manometer mit einem Anzeigebereich zwischen 0 bis 0,6 kp/cm² und 0 bis 2500 kp/cm² hergestellt.

Als Vakuummeter werden sie mit einem Anzeigebereich zwischen —0,6 bis 0 kp/cm² und —1 bis 0 kp/cm² gefertigt.

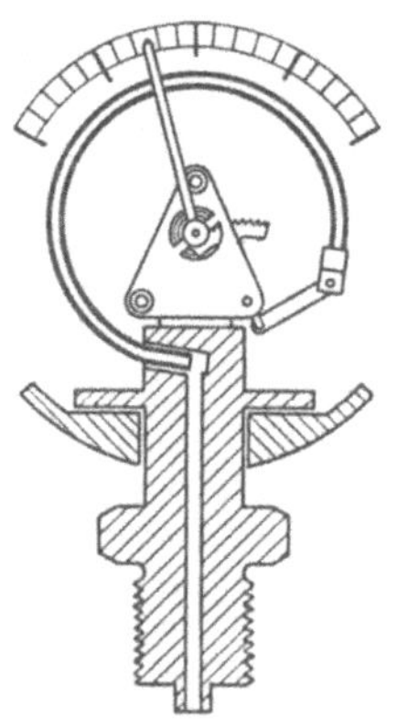

Abb. 9. Schema eines Rohrfederdruckmessers

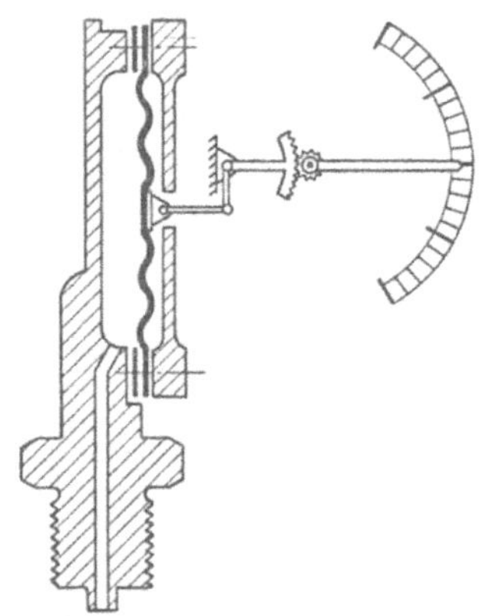

Abb. 10. Schema eines Plattenfederdruckmessers

Der Anzeigebereich von Rohrfederdruckmessern als Mano-Vakuummeter liegt zwischen —1 bis +0,6 kp/cm² und —1 bis 25 kp/cm².

Rohrfedern werden sowohl in Betriebsdruckmessern, als auch in hochwertigen Kontrollmeßgeräten verwendet. Der Hub steht zum Druck in einem linearen Verhältnis. Rohrfederdruckmesser sind in bezug auf Druckstöße, Überbelastung und starke Erschütterung störanfällig. Für kleinen Druckbereich werden Druckmesser daher oft mit Zwillingsrohrfedern ausgerüstet.

Abb. 10 zeigt das Schema eines Druckmessers mit Plattenfeder.

Die Plattenfeder ist eine elastische gewellte Membran, die am Rande druckdicht eingespannt ist. Die eine Seite steht mit dem Druckraum in Verbindung, auf der anderen Seite ist das Übertragungswerk angelenkt. Plattenfedern werden wie Rohrfedern aus Kupferlegierungen, in Sonderfällen aus Stahl gefertigt.

Plattenfederdruckmesser werden als Manometer mit einem Anzeigebereich zwischen 0 bis 160 mmWS und 0 bis 25 kp/cm² hergestellt.

Als Vakuummeter werden sie mit einem Anzeigebereich zwischen —160 bis 0 mmWS und —1 bis 0 kp/cm² gefertigt.

Der Anzeigebereich von Plattenfederdruckmessern als Mano-Vakuummeter liegt zwischen —100 bis +160 mmWS und —1 bis +25 kp/cm².

Zum Schutz gegen Überbelastung können Plattenfederdruckmesser so ausgeführt werden, daß sich die Feder nach Überschreiten des Maximalhubes gegen eine Wand legt. Gegen aggressive Medien kann die Plattenfeder leicht durch eine Kunststoff-Folie oder durch einen entsprechenden Überzug geschützt werden. Plattenfederdruckmesser sind gegen Erschütterung und Überbelastung weniger empfindlich als Rohrfederdruckmesser.

Abb. 11 zeigt das Schema eines Druckmessers mit Kapselfeder.

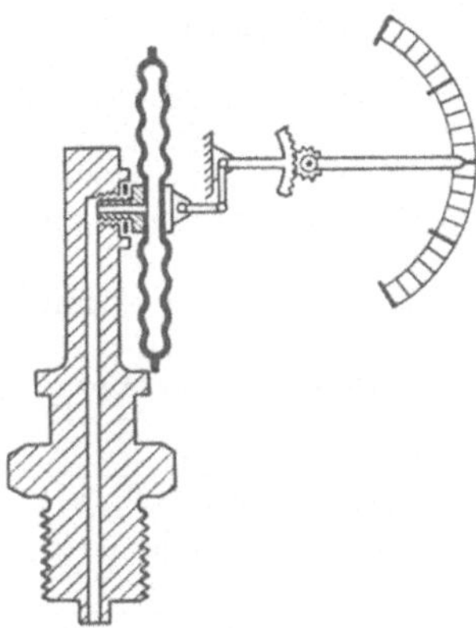

Abb. 11. Schema eines Kapselfederdruckmessers

Die Kapselfeder besteht aus zwei Membranen, die zu einer Dose zusammengefügt sind. Beide Membranen bewegen sich, wenn in der Dose ein Druck aufgebaut wird. Kapselfedern zeichnen sich durch einen großen Hub aus, dadurch sind sie besondees für das Messen von kleinen Drücken geeignet. Für diesen Fall werden Membranbleche bis herab zu einer Wandstärke von 0,05 mm Dicke verwendet.

Kapselfederdruckmesser werden als Manometer mit einem Anzeigebereich zwischen 0 bis 10 mmWS und 0 bis 4000 mmWS hergestellt.

Als Vakuummeter werden sie mit einem Anzeigebereich zwischen —10 bis 0 mmWS und —4000 bis 0 mmWS gefertigt.

Der Anzeigebereich von Kapselfederdruckmessern als Mano-Vakuummeter liegt zwischen —6 bis +10 mmWS und —2500 bis +2500 mmWS.

Für kleine Drücke können Vakuummesser nur mit exzentrischem Zeiger gefertigt werden. In diesem Falle ist außerdem die Kraft des Meßgliedes zur Einstellung des Meßwerkes gering. Das Übertragungswerk darf daher nur wenig Reibung haben. Dies bedingt einen, mit einer Uhr zu vergleichenden, empfindlichen Aufbau. Kapselfedermanometer sind gegen Druckstöße und Erschütterung empfindlich. Flüssigkeit in der Kapsel, z. B. bei Atemdruckmessern, führt bei kleinem Meßbereich zu einem Fehler in der Anzeige.

Bei Schäden am Meßglied besteht bei hohem Druck die Gefahr eines Zerknalls des Druckmessers. Aus diesem Grunde sind derartige Geräte mit Sicherheitsvorrichtungen ausgestattet. In vielen Fällen ist dies eine Scheibe, die an der Rückseite des Gerätes einseitig befestigt ist. Sie erlaubt das Ausströmen des Gases ohne das andere Teile des Druckmessers zerstört werden.

Literatur

Beglaubigungsordnung für Überdruckmesser mit elastischem Meßglied (BOFM).
DIN Blatt 1314.
DIN Blatt 16043.
HARLAND, P. W., and J. MORGAN: Pressure Gauge Manual-U.S. Gauge, Sellersville, Pa.: 1963.
KLUGE, D.: Manometer, ihre Ausführung und Normung, Drägerwerk – Druckgasarmaturen **8/9**.
— Manometer, ihre Wirkungsweise und Anwendung, Drägerwerk – Druckgasarmaturen **4**.
MACINTOSH, R. R., W. W. MUSHIN, and H. G. EPSTEIN: Physics for the Anaesthetist, 2nd Ed., Oxford: Blackwell 1958.
SIEMENS: Taschenbuch für Messen und Regeln in der Wärme- und Chemietechnik, Karlsruhe, April 1956.

4. KAPITEL

Das Rohrleitungssystem

Der Aufbau des Rohrleitungssystems in einem Narkoseapparat ist davon abhängig, wie das Gas zugeführt und für welche Zwecke es entnommen werden soll. Die Gaszuführung kann aus großen Flaschen, kleinen Reserveflaschen und aus Gasversorgungsanlagen erfolgen. Die Kombination von zwei oder allen drei Möglichkeiten ist üblich. Bei der Gasversorgung aus Flaschen ist außer bei C_3H_6 das Zwischenschalten von Druckminderern erforderlich. Der Druck in Gasversorungsanlagen ist normalerweise so bemessen, daß auf die Verwendung eines Druckminderers für dieses Gas verzichtet werden kann.

Außer Sauerstoff fließen die verwendeten Gase ausschließlich dem Patienten zu. Sauerstoff kann zusätzlich zum Antrieb von Absaugeinjektoren und Beatmungsgeräten verwendet werden.

In Abb. 12 ist der Rohrleitungsplan eines Narkoseapparates für große O_2- und N_2O-Flaschen (10 bis 40 l), kleine Reserveflaschen für diese Gase, sowie Zusatzeinrichtungen für CO_2 und C_3H_6 gezeigt. Außerdem besteht für O_2 und N_2O die Möglichkeit des Anschlusses an eine zentrale Gasversorgungsanlage.

Der Aufbau dieses Gerätes ist typisch für die in Deutschland verwendeten Narkoseapparate.

Bei dem gezeigten Rohrleitungssystem ist es möglich, die kleinen Reserveflaschen durch Überströmen aus den großen Flaschen zu füllen, da sich in den Abgangsleitungen der kleinen Flaschen keine Rückschlagventile befinden. Bei verflüssigten Gasen kann das natürlich nur in Gasphase geschehen. Der Gasvorrat in der kleinen Lachgasflasche ist in diesem Falle dementsprechend klein, gegenüber einer Flasche, welche mit flüssigem Lachgas gefüllt ist.

Wird ein Narkoseapparat entsprechend Abb. 12 verwendet, ohne daß große Flaschen angeschlossen sind, so müssen bei manchen Fabrikaten die Anschlüsse für diese Flaschen am Gerät mit Verschlußmuttern oder -schrauben gasdicht abgesperrt werden. Die Aufgabe der eingebauten Rückschlagventile ist es, das Ausströmen größerer Gasmengen während des Flaschenwechselns zu verhindern.

Abb. 13 zeigt den Aufbau eines Narkoseapparates wie er heute in den USA zum größten Teil verwendet wird. Die drei wesentlichen Unterschiede sind: Erstens der sogenannte "kettle"-Verdunster, auf welchen wir im Kapitel über die Verdunster noch gesondert eingehen werden.

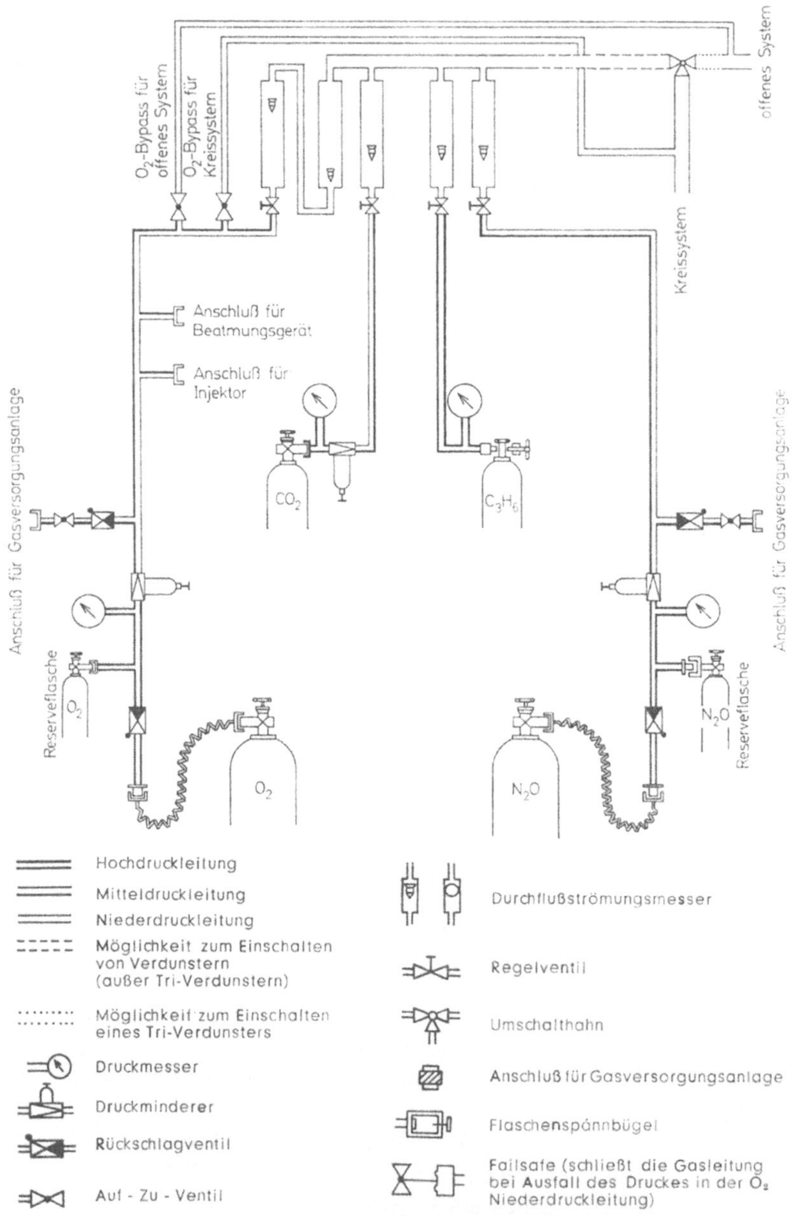

Abb. 12. Rohrleitungsplan eines Narkoseapparates I

Zweitens das "fail-safe"-System, ein vom Sauerstoff angesteuertes Ventil, welches beim Ausfall von O_2 alle anderen Gase automatisch abschaltet. Dieses Ventil wird vom O_2-Niederdruck angesteuert. Es ist also nicht garantiert, daß Sauerstoff fließt, sondern das Vorhandensein von Druck in den Sauerstoffleitungen allein genügt, um die anderen Gasleitungen zu öffnen. Drittens, die Sauerstoffmeßröhren befinden sich auf der rechten Seite des Meßröhrenblockes. Die Gründe dafür werden im Kapitel über die Meßröhren dargelegt.

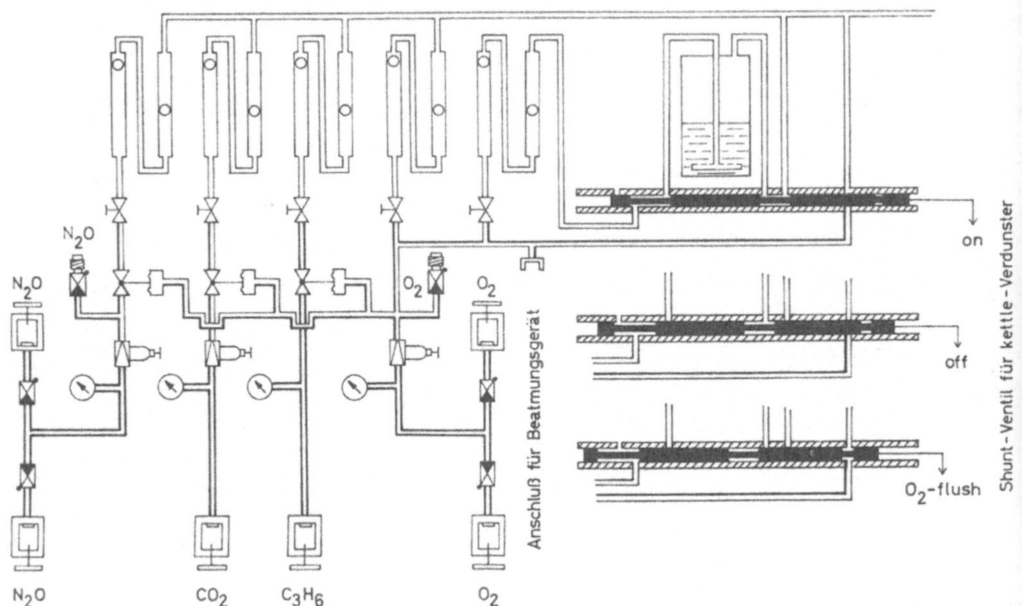

Abb. 13. Rohrleitungsplan eines Narkoseapparates II

Der in Amerika, wie in Deutschland übliche O_2-Fluß bei geöffneter Sauerstoffdusche, beträgt zwischen 40 und 60 l/min. Dieser Sauerstofffluß soll nicht durch die Verdunster geführt werden.

Bei Betätigung der Sauerstoffdusche entsteht je nach Schaltung der Leitung in dem angeschlossenen Leitungssystem ein Über- bzw. Unterdruck. Dieser Druckunterschied wird durch Springen der Schwebekörper in den Meßröhren sichtbar. Ein unnormal hoher Überdruck kann bei eingeschaltetem Verdunster zu einem erheblichen Anstieg der Konzentration führen, da während der Druckphase Gas in den Verdunster gedrückt wird, welches bei Druckentlastung gesättigt aus dem Verdunster ausfließt. Daher haben manche Narkoseapparate eingebaute Vorrichtungen, welche das Entstehen eines Überdruckes verhindern. Diese Vorrichtungen gleichen einem Injektor an der Einmündungsstelle des Sauerstoffes in die Mischgasleitung, welche so abgestimmt ist, daß nur ein leichter Unterdruck entsteht.

Die verwendeten Rohrleitungen bestehen meistens aus Kupfer. Die Hochdruckleitungen haben einen Innendurchmesser von ca 3–4 mm, die Mitteldruckleitungen von 4–5 mm und die Niederdurckleitungen von 5–7 mm. An den Verbindungsstellen sind die Leitungen entweder geschraubt oder gelötet.

Literatur

EGER II, E. I., and R. M. EPSTEIN: Hazards of Anesthetic Equipment, Anesthesiology **25**, 4, 490–504 (1964).

5. KAPITEL

Die Feinregulierventile

Die Dosierung des zur Versorgung des Patienten bestimmten Gases geschieht mit Feinregulierventilen. Das dem Feinregulierventil zufließende Gas steht unter dem durch den Druckminderer bestimmten Hinterdruck. Dieser Hinterdruck bleibt innerhalb des normalen Entnahmebereichs konstant. Das Dosieren einer bestimmten Gasmenge muß also durch Einstellen einer bestimmten Öffnung im Ventil geschehen,

Abb. 14 zeigt den prinzipiellen Aufbau eines Feinregulierventils. Je nach Einstellung taucht der konische Teil der Spindel mehr oder weniger tief in den Ventilsitz ein. Das Gas fließt durch den ringförmigen Spalt zwischen Ventilspindel und Ventilsitz.

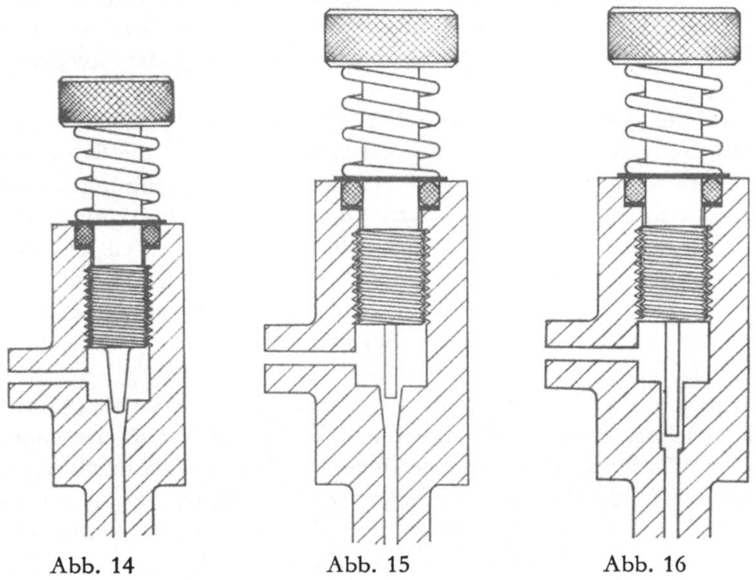

Abb. 14 Abb. 15 Abb. 16

Abb. 14–16. Regelventil I; Regelventil II; Regelventil III

Ist der Druck des Gases vor der Dosierung höher als 1 atü, dies ist bei den meisten Narkoseapparaten der Fall, so erreicht das Gas beim Ausströmen aus dem Ringspalt Schallgeschwindigkeit, außerdem ist bei diesem Druckgefälle das Volumen des ausströmenden Gases pro Zeiteinheit durch evtl. Schwankungen des Gegendruckes nicht beeinflußt. Die Schallgeschwindigkeit wird auch bei höheren Drücken als 1 atü nicht überschritten. Trotzdem fließt bei größerem Druckgefälle ein größeres Gasvolumen aus einer gleichgroßen Dosierungsöffnung aus. Der Grund dafür ist die Tatsache, daß in diesem Falle, das durch die Dosierungsöffnung fließende Gas bei gleicher Geschwindigkeit unter einem höheren Druck steht. Nach dem Ausfließen aus der Dosierungsöffnung kommt es zu einer Entspannung des Gases und somit zu einer Volumenvergrößerung. Wie im Druckminderer, kommt es auch im Feinregulierventil zu einem Absinken der Temperatur infolge der Gasentspannung. Dies kann bei feuchtem Gas zu einem Ausfall des Wassers führen. Der Effekt tritt manchmal bei C_3H_6 auf und zeigt sich in einem Springen des Schwimmers in der Meßröhre.

Bei einer Meinungsumfrage über Narkoseapparate wurde die Qualität der Regelventile als der drittwichtigste Punkt bei der Auswahl eines Narkoseapparates bezeichnet.

Abb. 14 zeigt das am meisten verwendete Prinzip eines Feinregulierventiles. Andere Konstruktionen werden in den Abb. 15 und 16 dargestellt. In Abb. 15 besteht die Nadel des Ventils aus einem zylindrischen Stift, wogegen die Bohrung im Ventilgehäuse konisch ausgebildet ist. Bei einer weiterentwickelten Ausführung dieses Types besitzt die Bohrung mehrere Konusstufen mit unterschiedlichen Winkeln für den Bereich kleiner und großer Durchflußmengen.

In Abb. 16 wird ein zylindrischer Stift in einer zylindrischen Bohrung axial bewegt. Während bei den vorerwähnten Ventilen die Regelwirkung durch ein Vergrößern oder Verkleinern der Austrittsöffnung verursacht wurde, wird bei einem Ventil nach Abb. 16 die Regelwirkung durch die Veränderung der Länge der Austrittsöffnung hervorgerufen. Dieses Prinzip erfordert normalerweise eine größere axiale Bewegung und eine zusätzliche Dichtung, um das Ventil in der 0-Stellung völlig abzudichten. Derartige Ventile sind für die Regulierung kleinster Gasmengen gut geeignet.

Regelventile sollen bei Drehen des Knopfes in einer Richtung den Gasfluß gleichmäßig ansteigen lassen und bei Bewegung in der entgegengesetzten Richtung in ebensolcher Weise verringern. Die Erfüllung dieser einfachklingenden Forderung bereitet technisch Schwierigkeiten. Bei allen beschriebenen Prinzipien bildet die bewegliche Ventilnadel mit der Bohrung im Gehäuse einen Ringspalt. Die ausfließende Gasmenge ist nicht nur von der absoluten Größe der Ringspaltfläche abhängig, sondern auch davon, ob der Stift exakt in der Mitte der Bohrung steht oder nicht. Mit anderen Worten: wird die Nadel des Ventils in der Bohrung ohne jede axiale Bewegung nur radial bewegt, so bleibt die Fläche des Ringspaltes konstant; trotzdem ändert sich die Durchflußmenge.

In der Praxis wirkt sich das so aus, daß bei gleichmäßigem Drehen des Ventilknopfes der Gasfluß ungleichmäßig ansteigt, manchmal sogar zurückgeht, um anschließend weiter anzusteigen. Eine möglichst exakte radiale Führung der beweglichen Bauelemente ist daher erforderlich.

Ein axiales Spiel der Spindel hat zur Folge, daß man durch Ziehen und Drücken in axialer Richtung am Ventilknopf den Gasfluß verändern kann. Bei mehreren auf dem Markt befindlichen Konstruktionen ist eine Feder eingebaut, welche das Gewinde der Spindel einseitig zum Anliegen bringt.

Eine der am meisten auftretenden Schwierigkeiten bei Regelventilen ist das Festfressen der Spindel. Bedingt durch die vorbeschriebene Genauigkeit und Empfindlichkeit werden in Regelventilen Gewinde von sehr kleiner Steigung in engen Toleranzen verwendet. Nach Verlassen der Herstellerfirma erfolgt oft keine weitere Wartung des Ventiles. Die Verwendung von Schmierstoffen mit Dauerwirkung, wie z. B. Molybdändisulfid kann derartigen Schwierigkeiten entgegenwirken.

Bei der Auswahl des Schmiermittels sollte darauf geachtet werden, daß unter Umständen ein Überschuß des Schmiermittels von dem durchfließenden Gas nach anderen Stellen des Gerätes transportiert werden kann. Dies ist gefährlich, wenn z. B. Silikon oder Silikonfett in Methoxyfluran gelöst wird. Selbst geringste Mengen von Silikon bringen Methoxyfluran in einem Sprudler zum Schäumen. Die Folge davon ist, daß flüssiges Methoxyfluran in die gasführenden Leitungen gelangt.

Wird Schmiermittel in die Meßröhren transportiert, so kann es zum Steckenbleiben der Schwebekörper kommen.

Ein gutes Regelventil sollte Endanschläge für die 0-Stellung und den maximalen Fluß haben. Durch einen Anschlag für die 0-Stellung wird verhindert, daß durch zu kräftiges „Zudrehen" des Ventiles die Ventilnadel zu fest in den meist aus reinem Silber bestehenden Ventilsitz gedreht wird. Ein Anschlag für die Maximalstellung soll verhindern, daß die Spindel gänzlich aus dem Gehäuse geschraubt wird.

In Zusammenhang mit Abb. 15 wurde ein Regelventil erwähnt, welches mehrere Konusstufen besitzt. Diesen konstruktiven Aufbau liegt die Forderung zugrunde, im Bereich kleiner Gasflüsse empfindlicher zu regulieren als im Bereich großer Gasflüsse. Der Benutzer eines Gerätes empfindet es als angenehm, wenn er zur Einstellung des Gasflusses zwischen 0 und 1 l/min eine Umdrehung am Regelventil zur Verfügung hat, während er für den weiteren Einstellbereich zwischen 1 und 10 l/min nicht mehr als weitere 1 bis 2 Umdrehungen machen möchte.

Eine zweckmäßige Lösung für die Konstruktion von Regelventilen ist die Montage des Ventils in einem eigenen Gehäuse. Der Reparaturaustausch, sowie die werksinterne Prüfung wird damit erleichtert.

Es ist vorgeschlagen worden, den Handrädern von Regelventilen entsprechend der Gasart verschiedene Gestalt zu geben. Als internationaler Standard wäre diese Lösung ein weiterer Beitrag zur Sicherheit.

Es hat sich gezeigt, daß es am besten ist, die Regelventile unmittelbar unterhalb der Durchflußströmungsmesser anzubringen. Diese Methode hat zwei Vorteile. Einmal befinden sich dadurch Regeleinheit und zugehörige Meßeinheit dicht beisammen, zweitens wird das Auf- und Abspringen der Schwebekörper in den Meßröhren bei kontrollierter Beatmung auf das mögliche Minimum reduziert. Bei Beatmung wird das Gasvolumen zwischen Feinregulierventil und Schwebekörper komprimiert und dekomprimiert. Der Effekt des Auf- und Abspringens steht also im direkten Verhältnis zum Gasvolumen zwischen den beiden angegebenen Punkten und damit zur Lage des Feinregulierventils.

Literatur

BERESOWEZ, G. T., W. N. DMITRIJEW, u. E. M. NADSHOFOW: Über die zulässige Vereinfachung bei der Berechnung pneumatischer Regler, Feinwerktechnik Jg. 62, 5, (1958).

EGER II, E. I., and R. M. EPSTEIN: Hazards of Anestetic Equipment, Anesthesiology **25**, 4, 490–504 (1964).

6. KAPITEL

Die Durchflußströmungsmesser

Durchflußströmungsmesser bestehen aus einem meist vertikal angeordneten Glasrohr, welches sich nach oben konisch erweitert (Abb. 17). Der zu messende Gasstrom durchfließt das Rohr von unten nach oben. In dem Rohr befindet sich ein frei beweglicher Meßkörper als Drosselstelle. Durch den fließenden Gasstrom wird der Meßkörper angehoben und stellt sich schwebend so ein, daß der an der Querschnittsverengung auftretende Druckabfall dem Gewicht des Schwebekörpers das Gleich-

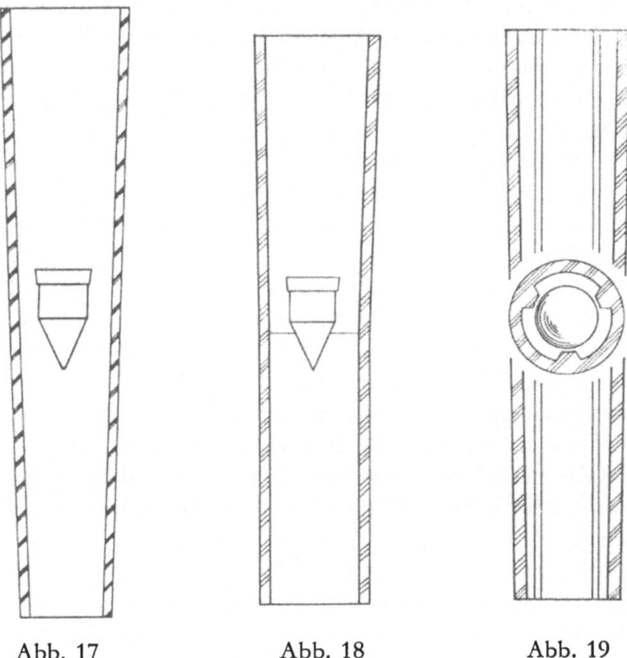

Abb. 17 Abb. 18 Abb. 19

Abb. 17. Durchflußströmungsmesser mit einfachem Konus

Abb. 18. Durchflußströmungsmesser mit zwei Konusstufen

Abb. 19. Durchflußströmungsmesser mit Leitschienen für den ballförmigen Schwebekörper

gewicht hält. Unter Querschnittsverengung ist dabei der Ringspalt zwischen Schwebekörper und Glasrohr zu verstehen. Dieser Ringspalt wird mit der Höhenstellung des Schwebekörpers größer. Der Druckabfall bleibt bedingt durch das unveränderliche Gewicht des Schwebekörpers bei allen Stellungen annähernd gleich.

Öffnungsquerschnitt des Ringspaltes und Höhenstellung des Schwebekörpers sind dem Durchfluß näherungsweise proportional. Die Höhenstellung dient als Maß für den Durchfluß. Als Meßmarke gilt meist die Oberkante des Schwebekörpers, bei kugelförmigen Schwebekörpern manchmal der Äquator.

Es ist möglich, die Glasrohre für Durchflußströmungsmesser so auszubilden, daß die konische Erweiterung stufenweise unter verschiedenen Winkeln erfolgt (Abb. 18). Auf diese Weise kann ein Teil des Meßbereiches gestreckt werden. An Narkoseapparaten ist es üblich, dadurch den Bereich kleiner Gasvolumina übersichtlich zu gestalten. Dem gleichen Zweck dienen zusätzliche Meßröhren, zur Feindosierung von Sauerstoff mit eigenem Regulierventil, bzw. das Hintereinanderschalten von zwei Meßröhren mit verschiedenem Meßbereich. Im letzteren Fall besitzt die vorgeschaltete Röhre eine Feineichung z. B. bis zu 1 l/min, während an der nachgeschalteten Röhre nur große Volumina abgelesen werden können.

Die Durchflußströmungsmesser an Narkoseapparaten sind meist für 20 °C und 760 mmHg justiert. Die zu erwartende Ungenauigkeit beträgt ungefähr ±3% vom Skalenendwert, oder bei anderer Angabe ±3% bis ±10% vom Skalenwert. Bei abweichender Temperatur oder abweichendem Luftdruck kann der Fehler erheblich größer sein. Die der Meßröhre in Gasflußrichtung nachgeschalteten Geräte, z. B. Verdunster oder Sprudler, verursachen einen Druckanstieg im fließenden Gas und damit einen weiteren Fehler in der Anzeige der Meßröhre. Dieser Fehler kann in der Praxis bis zu 10% betragen. Steht die Meßröhre nicht senkrecht, so führt auch dies zu einem Fehler in der Anzeige. Eine Ausnahme bilden hier Meßröhren mit einer Kugel als Schwebekörper, bei welchen die Kugel durch im Glas befindliche Leitschienen geführt wird (s. Abb. 19). Meßröhren von diesem konstruktiven Aufbau zeichnen sich durch eine große Genauigkeit aus.

Meßröhren, insbesondere für kleinen Gasfluß, sind hochwertige Präzisionsinstrumente und daher empfindlich. Schmutzpartikel zwischen Schwebekörper und Glasrohr können den Schwebekörper leicht zum Klemmen bringen und verhindern ein Zurückfallen desselben in die Nullstellung. Durch ein schnelles Öffnen der Regelventile, sowie durch einen hohen Gasfluß können die Schmutzteile in den meisten Fällen herausgeblasen werden. Die meisten Meßröhren sind mit Elementen, z. B. Federn oder kleinen Kunststoffprovilteilen ausgestattet, welche es verhindern, daß sich der Schwebekörper in der Nullstellung im unteren Teil des konischen Rohres festklemmt bzw. bei zu hohem Gasfluß aus dem oberen Teil austritt. Die der Meßröhre nachgeschalteten Bohrungen und Rohre sind im Durchmesser meist kleiner als die Meßröhre selbst. Der austretende Schwebekörper würde diese nachgeschalteten Bohrungen verschließen. Ein Druckanstieg bis zum Hinterdruck des Druckminderers, sowie ein möglicher Zerknall der Meßröhre wäre die Folge.

Beim eventuellen Ausbau von Meßröhren sollte darauf geachtet werden, daß derartige Elemente beim anschließenden Einbau nicht vergessen werden.

Entgegen der verbreiteten Meinung ist die exakte Umrechnung von Meßröhren auf andere Betriebsbedingungen oder Medien nicht ohne Weiteres möglich. Für die genaue Berechnung ist der sog. Strömungsbeiwert erforderlich. Der Strömungsbeiwert ist ein spezifischer Faktor des Meßröhrentypes, abhängig von der Höhenstellung des Schwebekörpers, und ist normalerweise nur der Herstellerfirma bekannt.

Die zur Meßröhre gehörige Skala kann entweder auf die Meßröhre aufgeätzt, oder als separate Skala am Gehäuse der Meßröhre befestigt sein. Die auf die Meßröhre aufgeätzte Skala ist zweifellos die bessere Lösung. Bei einer separaten Skala kann bei der Montage oder bei einem Reparaturaustausch eine Meßröhre mit einer falschen Skala kombiniert werden. Die Meßröhre sollte neben der geätzten Skala und Vermerk der Herstellerfirma oder der für die Herstellung verantwortlichen Firma, das Symbol des Mediums tragen. Eine einfache Farbkennzeichnung ist nicht immer ausreichend und kann sogar gefährlich werden, wenn das Gerät von Personal bedient wird, welches an die Farbkennzeichnung von anderen Ländern gewöhnt ist.

Die Meßröhren des Narkoseapparates werden meist in dem Meßröhrenblock zusammengefaßt. Der obere Teil dieser Einheit dient als Sammelgehäuse der verschiedenen aus den Röhren zufließenden Gase. Aus Sicherheitsgründen ist vorgeschlagen worden, die Sauerstoffröhre als letzte, dem Ausgang der Einheit am nächsten liegende Röhre einzuschalten. Bei einer Undichtigkeit im Gehäuse besteht bei dieser Art der Schaltung die geringste Gefahr, daß Sauerstoff ausströmt.

Die in der letzten Zeit hergestellten amerikanischen Geräte entsprechen zumeist dieser Forderung. Eine andere Möglichkeit zur Verhütung dieser Gefahr bei Anordnung der O_2-Meßröhre auf der dem Ausgang des Blockes entgegenliegenden Seite, ist der Einbau eines zusätzlichen Rohres in das Sammelgehäuse. In diesem Rohr wird der O_2-Fluß durch das Sammelgehäuse zum Ausgang desselben geführt. In diesem Zusammenhang sei auf eine Gefahr hingewiesen. An deutschen Geräten befindet sich die Sauerstoffröhre an der linken Seite und ist blau gezeichnet. Bei den amerikanischen Geräten befindet sich an der gleichen Stelle die ebenfalls blau gezeichnete Lachgasröhre. *Diese Tatsache kann zu einer gefährlichen Verwechslung führen.*

Wird ein Durchflußströmungsmesser in einer Überdruckkammer verwendet, so ergibt sich die Frage, der Abhängigkeit von durchfließendem Volumen und Kammerdruck.

In Abb. 20 ist die zu erwartende Abhängigkeit aufgetragen. Die Kurven wurden empirisch ermittelt und zeigen die erforderliche Höhenstellung des Schwebekörpers für einen bestimmten Gasfluß. Das eingetragene Beispiel zeigt an, daß bei einem Kammerdruck von 3 ata der Schwebekörper in der Röhre auf 4,8 l/min eingestellt werden muß, um einen Gasfluß von 3 l/min zu erhalten.

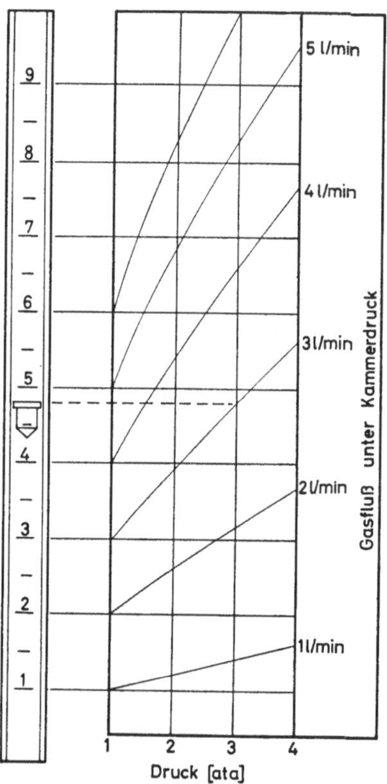

Abb. 20. Diagramm zur Bestimmung des Gasflusses in einer Überdruckkammer

Literatur

Bishop, C., C. H. Levick, C. Hogdson: A Design Fault in the Boyle Apparatus. British Journal of Anaesthesia, **39**, 11, 908 (1967).

Brooks Instrument Division, Fa., Hatfield, Pa.; Diverses Prospektmaterial.

EGER II, E. I., and R. M. EPSTEIN: Hazards of Anesthetic Equipment, Anesthesiology **25**, 4, 490–504 (1964).

–, R. R. HYLTON, R. H. IRWIN, and N. GUADAGNI: Anesthetic Flow Meter Sequence – A Cause for Hypoxia, Anesthesiology **24**, 3, 396–397 (1964).

KATZ, D.: Recurring Cyanosis of Intermittent Mechanical Origin in Anesthetized Patients. Anesth. & Analg. **47**, 3, 233–237 (1968)

—, Increasing the Safety of Anesthesia Machines. Anesth. & Analg. **48**, 2, 242–245 (1965).

KROHNE, Fa., Duisburg: Diverses Prospektmaterial.

SEVERINGHAUS, J.: Hyperbaric Oxygenation: Anesthesia and Drug Effects. Anesthesiology, **26**, 812 Special Article (1965).

WALTS, L. F.: Malfunction of a New Anesthetic Machine, Anesthesiology **25**, 6, 867 (1964).

WEIS, K.-H., u. P. SCHREIBER: Konzentrationsmessungen am Fluotec und Halothan-Vapor in der Überdruckkammer. Der Anaesthesist, **16**, 12, 357–359 (1967).

7. KAPITEL

Die in die Frischgasleitung eingeschalteten Verdunster

Inhalt: Stoffeigenschaften flüssiger Narkosemittel – Dampfdruckkurven und Sättigungskonzentrationen – Diagramm zur Berechnung des Narkosemittelverbrauchs – Gegenüberstellung der Dimensionen Vol % und mg/l – Umrechnung der Konzentration bei Verwendung verschiedener Narkosemittel im gleichen Verdunster – Probleme bei der Konstruktion von Verdunstern und ihre Lösung.

Verdunster haben die Aufgabe, für Narkosezwecke genutzte Gase mit dem Dampf flüssiger Inhalationsnarkotica anzureichern. Für die Anordnung des Verdunsters am Narkoseapparat gibt es zwei Möglichkeiten. Erstens die Einschaltung des Verdunsters in die das Kreissystem mit Frischgas versorgende Leitung (outside the circle) und zweitens die Verwendung im Kreissystem (inside the circle). In dem folgenden Kapitel soll hauptsächlich die erste Möglichkeit behandelt werden, wobei vieles von dem Gesagten auch für die zweite Möglichkeit gilt.

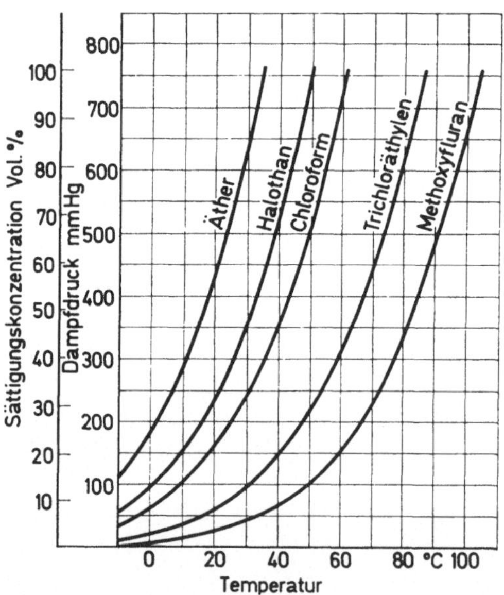

Abb. 21. Dampfdruckkurven flüssiger Narkosemittel

Tabelle 5. *Stoffeigenschaften flüssiger Narkosemittel*

Name	Äther	Halothan	Methoxy-fluran	Chloro-form	Trichlor-äthylen	Fluoromar
Formel	$(C_2H_5)_2O$	$CF_3CHClBr$	$C_3H_4F_2O$	$CHCl_3$	C_2HCl_3	$C_4H_5F_3O$
Molekulargewicht	74,1	197,39	165	119,4	131,4	126
Siedepunkt[a] °C	34,6	50,2	104,7	61,2	86,8	43,2
Spez. Gewicht der Flüssigkeit[b] kg/dm³	0,714	1,86	1,42	1,489	1,468	1,13
Spez. Gewicht des Dampfes[b] g/dm³	3,3	8,7	7,36	5,3	5,9	5,62
Rel. Dampfgewicht zu Luft	2,56	6,75	5,7	4,14	4,55	4,4
Dampfdruck bei 20 °C mmHg	442	242	26	159,6	58	286
Verdampfungswärme kcal/kg	86	35,2	49	59	57	
1 g ergibt l Dampf bei 20 °C	0,326	0,123	0,147	0,203	0,184	0,192
1 cm² ergibt l Dampf bei 20 °C	0,233	0,229	0,209	0,312	0,270	0,217
Brechkr. d. Dampfes bei $\lambda = 546{,}1$ nm	1509 L	1582 W.N.	≈1850	≈1450	≈1750	≈1320

[a] bei 760 mmHg [b] bei 760 mmHg und 0 °C

Die Dampfkonzentration des flüssigen Narkosemittels im Gas oder Gasgemisch wird im Folgenden kurz als „die Konzentration" oder „die vom Verdunster abgegebene Konzentration" bezeichnet. Verschiedene Verdunster sind mit automatisch arbeitenden Vorrichtungen versehen, die unabhängig von der Temperatur des flüssigen Narkosemittels bei gleicher Einstellung, eine gleiche Konzentrationsabgabe gewährleisten. Diese Vorrichtungen werden im allgemeinen als Temperaturregler bezeichnet. Technisch handelt es sich jedoch um Steuervorrichtungen. In den weiteren Ausführungen ist der technisch nicht korrekte, aber eingeführte Begriff „Regler" beibehalten.

Die wichtigsten Inhalationsnarkotica und ihre Stoffeigenschaften sind in Tab. 5. aufgeführt.

Für die Konstruktion und die Beurteilung eines, für ein bestimmtes Narkosemittel entwickelten Verdunsters, ist die Dampfdruckkurve des Narkosemittels eine der wichtigsten Grundlagen. Durch sie wird die maximal mögliche Konzentration in Abhängigkeit von der Temperatur bestimmt. Die für die Einleitung und Unterhaltung der Narkose erforderliche Konzentration im Verhältnis zur maximal möglichen Konzentration bestimmt die richtige Plazierung des Verdunsters. (Im Kreissystem oder in der Frischgasleitung.) Durch die gleichen Faktoren werden bei einigen Narkotica Grenzwerte für den Frischgasfluß festgelegt. Im Kapitel über das Kreissystem werden wir nochmals eingehend auf diesen Punkt zu sprechen kommen.

Der Narkosemittelverbrauch pro Zeiteinheit ist von der Höhe der Konzentration, der Größe des Gasflusses durch den Verdunster, der Temperatur, dem Luftdruck und dem Molekulargewicht des Narkosemittels abhängig. Aus der Tatsache, daß das Molekulargewicht bei der Berechnung des Verbrauchs mit eingeht, ergibt sich, daß zum Erreichen einer bestimmten Konzentration in einem bestimmten Gasfluß unterschiedliche Mengen der verschiedenen Medien erforderlich sind. Wird der Verbrauch in cm^3 angegeben, so muß zusätzlich bei der Berechnung das spezifische Gewicht berücksichtigt werden.

In Abb. 22 ist der Narkosemittelverbrauch in Abhängigkeit vom Gasfluß durch den Verdunster gezeigt. Die Kurven gelten für eine Temperatur von 20 °C und einem Luftdruck von 760 mmHg, sowie jeweils für 1 Vol.-%. Der Verbrauch ist in cm^3 angegeben, da sich diese Größe bei Flüssigkeiten leichter bestimmen läßt.

Bei abweichenden Konzentrationen muß der mit Hilfe des Diagramms für 1 Vol.-% ermittelte Wert mit der wirklichen Konzentration in Vol.-% multipliziert werden.

In der Medizin ist es üblich, die Konzentration des flüssigen Narkosemittels im Gas in Vol.-% anzugeben. Weitere Möglichkeiten sind die Angaben in mg/l und der Partialdruck. Das Arbeiten mit der Dimension

Vol.-% kann in bestimmten Fällen zu Fehlurteilen führen. Es ist daher wichtig, daß wir uns mit den Eigenheiten der Dimensionen auseinandersetzen.

Wir stellen uns ein Volumen von 1 l unter einem Druck von 760 mmHg bei 20 °C vor. Das Volumen besteht aus einem Gemisch von Luft und 100 mg Äther und befindet sich in einem völlig elastischen Behälter. Geben wir die Ätherkonzentration in der Luft in mg/l an, so ergibt sich ein Wert von 100 mg/l.

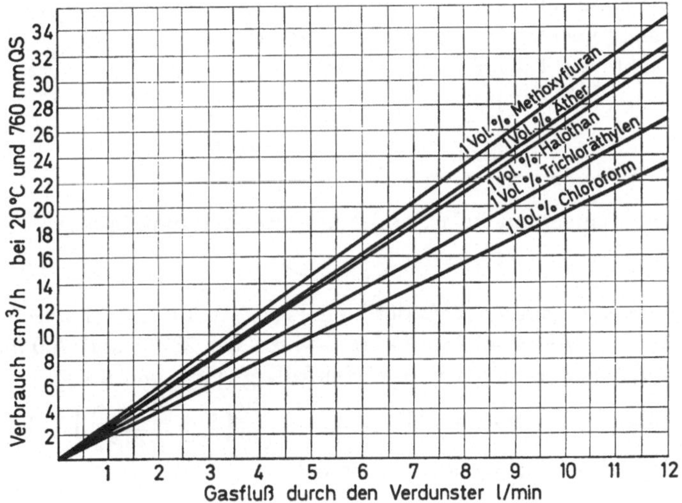

Abb. 22. Narkosemittelverbrauch in Abhängigkeit vom Gasfluß

Senken wir den Druck in der Umgebung des elastischen Behälters auf die Hälfte, d. h. auf 380 mmHg ohne die Temperatur zu ändern, so wird sich das Gasvolumen verdoppeln. Luft und Ätherdampf haben sich in gleichem Maße ausgedehnt. In Vol.-% angegeben, ist die Konzentration in beiden Fällen gleich groß, nämlich 3,25 Vol.-%.

Anders verhält es sich bei der Angabe in mg/l. Das Volumen des Gas-Dampfgemisches hat sich nach dem Absinken des Druckes verdoppelt. Es nimmt jetzt den Raum von 2 l ein. Das bedeutet, daß in einem Liter nur noch 50 mg Äther enthalten sind. Die Konzentration, angegeben in mg/l, ist also nur noch halb so groß. Das gleiche gilt für die Angabe in Partialdruck.

Unser Gedankenexperiment hat gezeigt, daß die Angabe in Vol.-% einen Relativwert bezeichnet, die Angabe in mg/l oder Partialdruck, einen Absolutwert. Diese Tatsache sollte unter extremen Bedingungen, z. B. bei großen Höhenlagen und in der Überdruckkammer berücksichtigt werden.

Ist die Konzentration des Narkosemittels im Gas in Vol.-% bekannt, so kann sie mit Hilfe von Gl. (1) in den mg/l-Wert umgerechnet werden.

Die Gleichung lautet:

$$G = \frac{K \cdot \text{MG}}{F \cdot 2{,}42} \qquad \text{mg/l} \tag{1}$$

In der Gleichung bedeuten:

G = die Konzentration des Narkosemittels mg/l
K = die Konzentration des Narkosemittels Vol.-%
MG = das Molekulargewicht des Narkosemittels (kann aus Tabelle 5 ersehen werden)
F = Luftdruck-Temperaturfaktor

$$F = \frac{760}{p}\left(1 + \frac{t - 20}{273}\right), \tag{1a}$$

wobei t die Temperatur in °C, und p der Druck in mmHg ist.

Beispiel:

In einem Gasgemisch befindet sich Halothan in einer Konzentration von 2 Vol.-%. Wie groß ist der mg/l-Wert, bei 20 °C und 760 mmHg? Aus Tabelle 5 ersehen wir das Molekulargewicht mit 197,4.

Der Faktor F beträgt nach Gl. (1a) $F = \frac{760}{760}\left(1 + \frac{20 - 20}{273}\right) = 1$

In Gleichung (1) eingesetzt ergibt sich:

$$G = \frac{K \cdot \text{MG}}{F \cdot 2{,}42} \qquad \text{mg/l}$$

$$G = \frac{2 \cdot 197{,}4}{1 \cdot 2{,}42} \qquad \text{mg/l}$$

$$G = 163 \text{ mg/l}.$$

Beispiel:

Nehmen wir die gleiche Konzentration von 2 Vol.-%, bei der gleichen Temperatur in einem Gemisch an, welches sich in einer Höhe von 2000 m befindet (z. B. Mexiko City; der mittlere Luftdruck beträgt in dieser Höhe 596 mmHg). Der Faktor F errechnet sich dann wie folgt:

$$F = \frac{760}{596}\left(1 + \frac{20 - 20}{273}\right)$$

$$F = \frac{760}{596}$$

$$F = 1{,}28.$$

Setzen wir die bekannten Werte in Gl. (1) ein, so ergibt sich:

$$G = \frac{K \cdot \mathrm{MG}}{F \cdot 2{,}42} \quad \mathrm{mg/l}$$

$$G = \frac{2 \cdot 197{,}4}{1{,}28 \cdot 2{,}42} \quad \mathrm{mg/l}$$

$$G = 128\ \mathrm{mg/l}$$

Beispiel:

Nehmen wir die gleiche Konzentration von 2 Vol.-% bei der gleichen Temperatur in einem Gasgemisch in einer Überdruckkammer bei einem Druck von 2 atü an, für den Faktor F ergibt sich dann:

$$F = \frac{760}{2280} \quad \left(1 + \frac{20 - 20}{273}\right)$$

$$F = 0{,}33$$

Setzen wir die bekannten Werte in Gl. (1) ein, so ergibt sich:

$$G = \frac{K \cdot \mathrm{MG}}{F \cdot 2{,}42} \quad \mathrm{mg/l}$$

$$G = \frac{2 \cdot 197{,}4}{0{,}33 \cdot 2{,}42} \quad \mathrm{mg/l}$$

$$G = 490\ \mathrm{mg/l}.$$

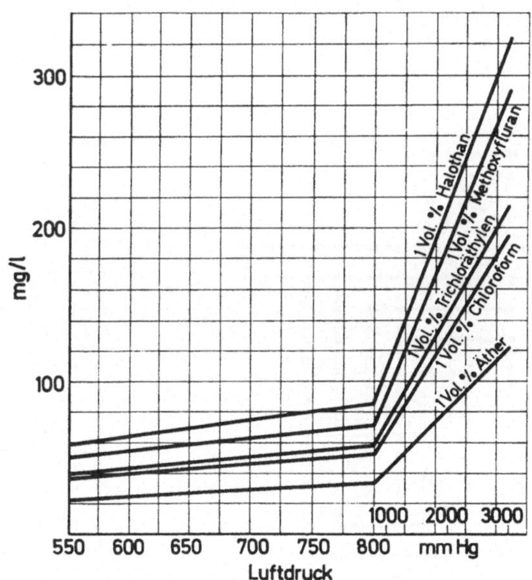

Abb. 23. Kurvenblatt zur Umrechnung von Vol.-% in mg/l bei 20 °C. Bei abweichenden Temperaturen beträgt der Fehler für 10 °C ca. 4 %

Die Konzentration in mg/l ist also dreimal so hoch wie im ersten Beispiel. In Vol.-% angegeben, ist die Konzentration in allen drei Beispielen gleich groß.

In Abb. 23 ist für verschiedene Medien die Abhängigkeit des mg/l-Wertes für jeweils 1 Vol.-% gezeigt. Die Kurven gelten für eine Temperatur von 20 °C. Soll bei abweichender Temperatur der mg/l-Wert genau berechnet werden, so muß der gefundene Wert durch den Faktor $\frac{t-20}{273}$ dividiert werden, t ist dabei die Temperatur in °C absolut.

Eine weitere Möglichkeit die Konzentration anzugeben, ist die Angabe des Partialdruckes des Narkosemittels. So würde z. B. bei einem Umgebungsdruck von 760 mmHg ein Partialdruck von 7,6 mmHg der Konzentration 1 Vol.-% entsprechen.

Um das Verständnis der folgenden Ausführungen zu erleichtern, müssen wir auf den prinzipiellen Aufbau verschiedener Verdunstertypen eingehen.

Die meisten der heute verwendeten Verdunster sind in einer sog. Zweiwege-Bauweise ausgeführt. In Abb. 24a–d ist die Gasführung in vier Grundtypen gezeigt. Die Gaszuführung erfolgt in allen vier Schau-

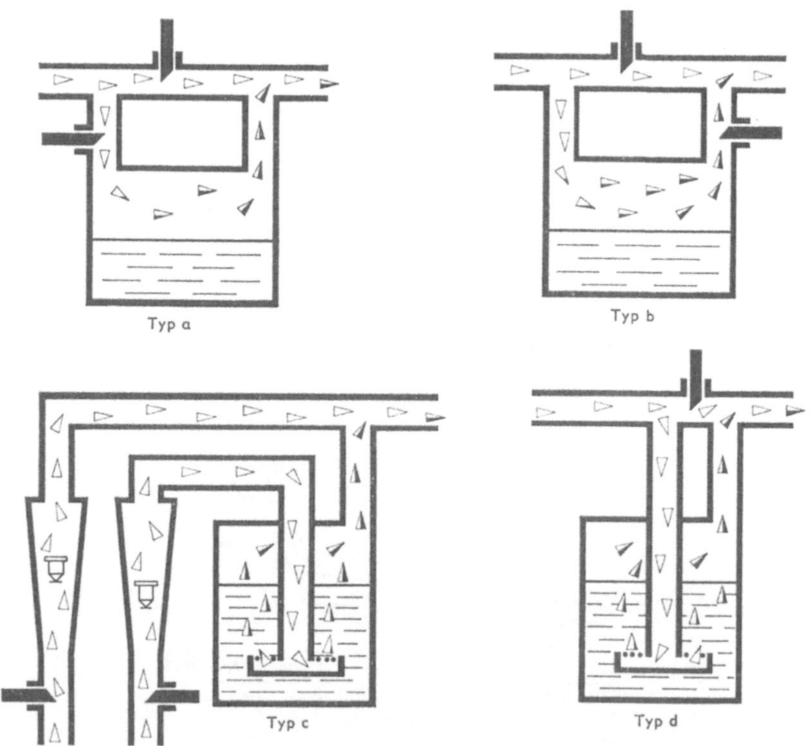

Abb. 24. Prinzipieller Aufbau verschiedener Verdunstertypen

bildern von links, der Abfluß nach rechts. Im Gerät fließt das Gas über zwei Wege. Ein erster Teil fließt durch die sog. Verdunsterkammer, in welcher das Gas mit dem Dampf des flüssigen Narkosemittels angereichert wird. Ein zweiter Teil fließt durch einen Bypaß an der Verdunsterkammer vorbei. Nach Verlassen der Verdunsterkammer und Durchfließen des Bypasses werden die beiden Gasteilströme wieder zusammengeführt. Wenn im folgenden von den „beiden Wegen" im Verdunster gesprochen wird, so ist die Gasführung durch den Bypaß und die Verdunsterkammer gemeint. Die Aufteilung des zufließenden Gases in die beiden Wege erfolgt durch eingebaute Drosseln. Durch Verändern der Öffnung dieser Drosseln kann das Aufteilungsverhältnis und damit die Konzentration geändert werden. Im folgenden soll die Wirkungsweise der vier Grundtypen beschrieben werden.

a) Bei dem Typ a handelt es sich um einen Oberflächenverdunster, bei welchem die Dosierung für das der Verdunsterkammer zufließende Gas im Zugang zur Verdunsterkammer eingeschaltet ist.

b) Bei dem Typ b dagegen befindet sich die Dosierung im Ausgang der Verdunsterkammer. In diesem Falle wird also das Gemisch aus Gas und Dampf dosiert.

Die Frage, ob an einem Verdunster eine oder beide Drosseln verstellbar ausgebildet sind, beeinflußt die weiteren Betrachtungen nicht.

Bei den Typen c und d handelt es sich um Geräte, bei denen ein Teil des Gases durch die Flüssigkeit geführt wird, um auf diese Weise mit dem Dampf des flüssigen Narkosemittels angereichert zu werden.

c) Bei dem Typ c wird sowohl die Größe des Bypaßgasstromes, als auch die Menge des durch die Verdunsterkammer fließenden Gases mit Hilfe von Durchflußströmungsmessern dosiert. Verdunster diesen Types sind als sog. „kettle" bekannt. Bei diesen Geräten setzt sich die Größe des Bypaßgasstromes auch oft aus der Addition mehrerer Einzelwerte zusammen, z. B.: O_2; N_2O, *usw.* (s. Abb. 13).

Diese Tatsache ist dann nachteilig, wenn es zum Erreichen einer bestimmten Narkosetiefe erforderlich ist, den gesamten Frischgasfluß bis zur Sättigung mit dem Dampf des Narkosemittels anzureichern. Das dem Kessel (Verdunsterkammer) zufließende Gas ist normalerweise nur an die Sauerstoffleitung angeschlossen (s. Abb. 13 im Kapitel über das Rohrleitungssystem). Ist außer Sauerstoff ein weiteres Gas, z. B. Lachgas für die Narkose erforderlich, so besteht keine Möglichkeit dieses der Verdunsterkammer zuzuführen.

Es kann also, wie aus Abb. 13 leicht ersichtlich, nur ein Teil des Sauerstoffstromes oder höchstens der ganze Sauerstoffstrom mit Narkosemittel gesättigt werden, wobei letzteres gefährlich sein kann, wie wir später noch sehen werden.

d) Bei dem Typ d besitzt der Bypaß eine verstellbare Drossel, mit deren Hilfe es möglich ist, der Verdunsterkammer einen mehr oder weniger großen Teil des gesamten Gases zuzuführen.

Eine Sonderausführung des Verdunsters nach Typ d wird in Abb. 25 gezeigt. Bei dieser Ausführung ist in die in die Verdunsterkammer führende Leitung ein Durchflußströmungsmesser eingeschaltet. Die Größe des mit Dampf gesättigten Teilstromes ist damit genau zu bestimmen, und als weiteres Ergebnis bei Kenntnis der Temperatur in der Verdunsterkammer das Volumen des aufgenommenen Dampfes.

Beabsichtigt man einen Verdunster in cm³/min zu eichen, so stellt dieser konstruktive Aufbau eine gute Lösung dar. Insbesondere dann, wenn neben dem eingeschalteten Durchflußströmungsmesser eine Kurvenschar für die Bestimmung des Dampfvolumens so angebracht ist, daß der Schwebekörper des Durchflußströmungsmessers direkt zur Ablesung der Dampfmenge verwendet werden kann. In Abb. 25 würde z. B. bei der gezeigten Einstellung des Schwebekörpers und einer Temperatur von 20 °C 100 cm³ Dampf dem Gasfluß zugefügt.

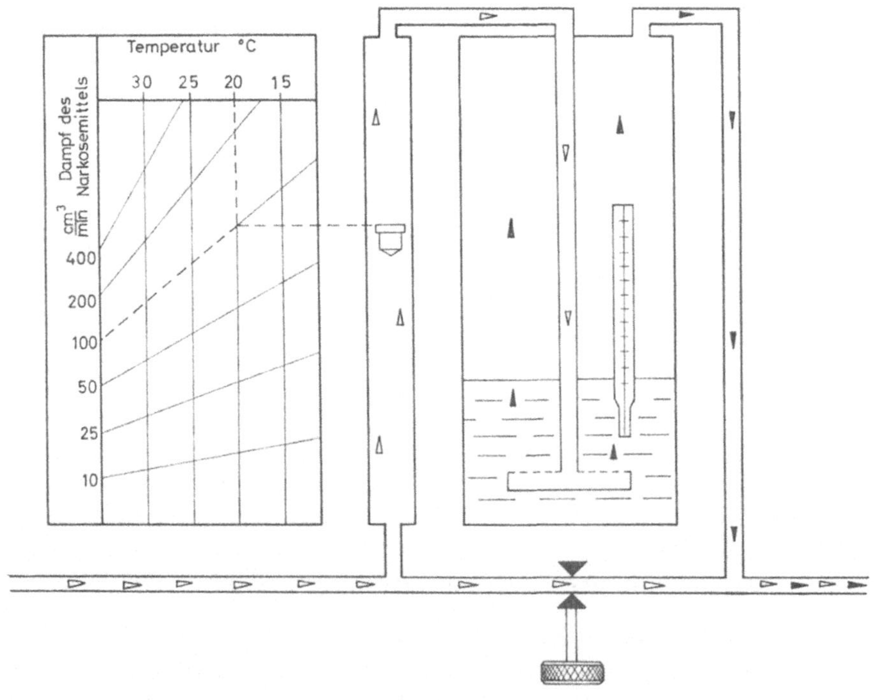

Abb. 25. Prinzip eines in cm³ Dampf justierten Verdunsters

Alle in Vol.-% justierten Qualitätsverdunster entsprechen in ihrem konstruktiven Aufbau dem Typ b. Die sog. Sprudler sind nach Typ c und d aufgebaut. Wie wir später noch sehen werden, ist es unmöglich, Sprudler nach Typ d mit einer Skala in Vol.-% auszurüsten. Dagegen ist die Eichung in cm^3/min möglich, wie aus Abb. 25 ersichtlich.

Beim Verdunstertyp c ist sowohl der Gasfluß durch die Verdunsterkammer, als auch der Bypaßfluß in seiner Größe genau bekannt, da in beide Wege Durchflußströmungsmesser eingebaut sind. Die vom Verdunster abgegebene Konzentration K ist bei diesem Typ mit Hilfe von Gl. (2) zu berechnen.

$$K = \frac{V_K \cdot p_1}{p\,(V_K + V_B) - p_1 \cdot V_B} \cdot 100 \quad \text{Vol.-\%} \qquad (2)$$

In der Gleichung bedeuten:

K	= die Konzentration des Narkosemittels	Vol.-%
p	= Barometerstand	mmHg
p_1	= Dampfdruck des Narkosemittels	mmHg
V_K	= das der Verdunsterkammer zugeführte Gasvolumen	l/min
V_B	= das durch den Bypaß fließende Gasvolumen	l/min

Beispiel:

In einem Verdunster nach Typ c wird bei einer Temperatur von 20 °C Halothan verdunstet. Der Luftdruck beträgt 760 mmHg, das der Verdunsterkammer zugeführte Gasvolumen 0,5 l/min, der Bypaßgasfluß 8 l/min. Wie groß ist die Halothankonzentration im Gas nach Verlassen des Verdunsters?

$$K = \frac{V_K \cdot p_1}{p\,(V_K + V_B) - p_1 \cdot V_B} \cdot 100 \quad \text{Vol.-\%}$$

$$K = \frac{0{,}5 \cdot 242}{760\,(0{,}5 + 8) - 242 \cdot 8} \cdot 100 \quad \text{Vol.-\%}$$

$$K = 2{,}68 \text{ Vol.\%}$$

Gl. (2) gilt auch für Verdunster nach Typ a. Da aber bei diesem Gerätetyp die Größe der Gasteilströme nicht bekannt ist, ist die Gleichung praktisch nicht anwendbar.

Verschiedentlich ist der Wunsch geäußert worden, unterschiedliche Narkosemittel mit dem gleichen Verdunster zu verabreichen. In diesem

Falle ergibt sich die Frage, welche Konzentration wird vom Verdunster abgegeben, wenn in einem für ein Medium M justierten Verdunster ein Medium M' verwendet wird? Grundsätzlich ist die Verwendung verschiedenartiger Narkosemittel im gleichen Gerät nicht zu befürworten, da sich im Laufe der Zeit ein Cocktail mit einem nicht genau definierbaren narkotischen Effekt ansammeln kann. Wird ein Gerät durch mehrere Personen benutzt, so kann es zu Unsicherheit über die darin befindliche Flüssigkeit kommen. Eine Bestimmung der Art des Narkosemittels durch den Geruch ist vor allem bei Mischungen nicht möglich.

Schließt man jedoch die bisher aufgeführten Bedenken aus, und versucht eine Mischung der verschiedenen Medien zu verhindern, so ist ein vollständiges Austrocknen des Gerätes pro Wechsel des Mittels erforderlich. In den wenigsten Fällen wird es genügen, die Flüssigkeit aus dem Gerät abzulassen, da die meisten Verdunster mit Dochten zur Vergrößerung der Verdunstungsfläche ausgerüstet sind. Das in den Dochten befindliche Narkosemittel kann nicht zurückgewonnen werden. Durch diesen Verlust ergeben sich erhebliche Unkosten, so daß die Verwendung eines Gerätes für mehrere Medien unrentabel ist.

Günstiger liegen die Verhältnisse bei Geräten, bei denen konstruktiv auf die Verwendung von Dochten verzichtet wurde. Dies ist im allgemeinen bei Sprudlern der Fall. Aus diesem Grunde kommen Geräte, die in ihrem Aufbau dem Typ c und d aus Abb. 24 entsprechen, heute den Vorstellungen von einem Universalverdunster am nächsten. Die Gefahr einer Verwechslung von Narkosemitteln bleibt jedoch immer bestehen. Aus diesem Grunde sollte mit einem Verdunster grundsätzlich nur ein und dasselbe Medium verabreicht werden.

Im folgenden sind Gleichungen zur Umrechnung der Konzentrationen verschiedener Narkosemittel bei der Verabreichung mit dem gleichen Verdunster aufgeführt.

Für die Berechnung müssen wir zwischen einer Gleichung für die Typen a und c aus Abb. 24 und einer Gleichung für den Typ b unterscheiden.

Für Verdunster nach Typ a und c gilt die Gleichung:

$$K' = \frac{F \cdot K}{\frac{K}{100}(F-1)+1} \quad \text{Vol.-\%} \tag{3}$$

In Gl. (3) ist F ein Umrechnungsfaktor aus Barometerstand und Dampfdruck, der zu untersuchenden Medien. Der Faktor F wird wie folgt berechnet:

$$F = \frac{P_2\,(P-P_1)}{P_1\,(P-P_2)} \tag{3a}$$

In den beiden Gleichungen bedeuten:

K =	die Konzentration, in welcher der Verdunster justiert ist (Einstellung am Verdunster)	Vol.-%
K' =	die gesuchte Konzentration des fremden Mediums	Vol.-%
p =	Barometerstand	mmHg
p_1 =	der Dampfdruck des Mediums, für welches der Verdunster justiert ist	mmHg
p_2 =	der Dampfdruck des fremden Mediums	mmHg

Beispiel:

In einem für Äther justierten Gerät nach Typ c soll Halothan verwendet werden. Der Luftdruck beträgt 760 mmHg, die Temperatur im Verdunster 20 °C. Welche Halothankonzentration gibt der Verdunster bei Einstellung 6 Vol.-% Äther ab?

Als erstes soll der Faktor F berechnet werden:

Aus Tabelle 5 entnehmen wir den Dampfdruck von Äther $p_1 = 442$ mmHg und den Dampfdruck von Halothan $p_2 = 242$ mmHg. In die Gleichung für F eingesetzt ergibt sich:

$$F = \frac{p_2\,(p - p_1)}{p_1\,(p - p_2)}$$

$$F = \frac{242\,(760 - 442)}{442\,(760 - 242)}$$

$$F = 0{,}34$$

Diesen Wert setzen wir in Gl. (3) ein

$$K' = \frac{F \cdot K}{\frac{K}{100}(F - 1) + 1} \quad \text{Vol.\%}$$

$$K' = \frac{0{,}34 \cdot 6}{\frac{6}{100}(0{,}34 - 1) + 1} \quad \text{Vol.\%}$$

$$K' = 2{,}13 \text{ Vol.\%}.$$

Bei Verdunstern nach Typ b wird die Umrechnung der Konzentration mit Hilfe der Gl. (4) durchgeführt.

$$K' = K \cdot \frac{p_2}{p_1} \quad \text{Vol.-\%} \tag{4}$$

In der Gleichung bedeuten:

K = die Konzentration, in welcher der Verdunster justiert ist (Einstellung am Verdunster) Vol.-%
K' = die gesuchte Konzentration des fremden Mediums Vol.-%
p_1 = der Dampfdruck des Mediums, für welches der Verdunster justiert ist mmHg
p_2 = der Dampfdruck des fremden Mediums mmHg

Beispiel:

In einem für Äther justierten Gerät nach Typ b soll Halothan verwendet werden. Der Luftdruck beträgt 760 mmHg, die Temperatur im Verdunster 20 °C. Welche Halothankonzentration gibt der Verdunster bei Einstellung 6 Vol.-% Äther ab?

$$K' = \mathrm{K} \cdot \frac{p_2}{p_1} \quad \text{Vol.-\%}$$

$$K' = 6 \cdot \frac{242}{442} \quad \text{Vol.-\%}$$

$$K' = 3{,}3 \text{ Vol.-\%}.$$

Die Qualität eines Verdunsters ist damit charakterisiert, inwieweit die folgenden zwölf Forderungen erfüllt sind. Es ist selbstverständlich, daß jede Konstruktion Kompromisse erfordert, und daß die Erfüllung einer Forderung unter Umständen die Erfüllung einer anderen ausschließt. Die zwölf Forderungen lauten:

1. Der Verdunster soll in bezug auf die Genauigkeit der abgegebenen Konzentration von der Größe des Gasflusses unabhängig sein.

2. Der Verdunster soll in bezug auf die Genauigkeit der abgegebenen Konzentration von der Umgebungstemperatur unabhängig sein.

3. Der Verdunster soll in bezug auf die Genauigkeit der abgegebenen Konzentration von der Dauer der Benutzung unabhnägig sein.

4. Der Verdunster soll in bezug auf die Genauigkeit der abgegebenen Konzentration von den Auswirkungen der Druckschwankungen, welche durch künstliche Beatmung erzeugt werden, unbeeinflußbar sein.

5. Der Verdunster soll in seiner Anwendung sicher sein.

6. Der Verdunster soll einen möglichst niedrigen Strömungswiderstand besitzen.

7. Der Verdunster soll in bezug auf die Genauigkeit der abgegebenen Konzentration von dem Luftdruck der Umgebung unabhängig sein.

8. Der Verdunster soll möglichst wartungsfrei und störungsunanfällig arbeiten.

9. Der Verdunster soll aus einem korrosionsbeständigem Material gefertigt sein. Die für seine Konstruktion verwendeten Kunststoffe sollen im Narkosemittel nicht löslich sein.

10. Der Verdunster soll ein geringes Gewicht besitzen.

11. Das erforderliche Mindestvolumen an flüssigem Narkosemittel für die Arbeitsbereitschaft soll möglichst niedrig sein.

12. Der Verdunster soll sparsam arbeiten.

1. Der Verdunster soll in bezug auf die Genauigkeit der abgegebenen Konzentration von der Größe des Gasfiusses unabhängig sein.

Mißt man bei einem Verdunster die abgegebene Konzentration, bei verschieden großen Gasflüssen, so wird man feststellen, daß sich bei den meisten Geräten mit der Durchflußmenge auch die Konzentration ändert. Viele Geräte werden aus diesem Grunde mit Umrechnungskurven oder Tabellen ausgerüstet. Die Konzentrationsänderung als Folge der Änderung des Gasflusses kann drei Ursachen haben.

a) Der Teilstrom des Gases, welcher durch die Verdunsterkammer fließt, wird nicht in jedem Falle völlig mit dem Dampf des Narkosemittels gesättigt. Bei Verdunstern, die diesen Fehler besitzen, fällt mit steigendem Gaßfluß die Konzentration.

b) Wie wir aus Tabelle 5 ersehen können, beträgt das spezifische Gewicht des Dampfes flüssiger Narkosemittel ein mehrfaches des spezifischen Gewichts von Luft oder auch der übrigen Narkosegase. Dieser „schwere" Dampf steht gleich Nebel im Tal, in der unter dem Bypaß liegenden Verdunsterkammer. Bei einem kleinen Gasfluß und kleinem Strömungswiderstand im Bypaß des Verdunsters ist das strömende Gas nicht in der Lage, den spezifisch schweren Narkosedampf aus der Verdunsterkammer herauszudrücken. Die meisten Verdunster geben daher bei kleiner Konzentrationseinstellung und kleinem Gasfluß keinen Narkosedampf an das durchfließende Gas ab. Erhöht man bei einem solchen Gerät langsam die Menge des durchfließenden Gases, so kann man bei Überschreiten einer bestimmten Menge beobachten, wie der Wert der abgegebenen Konzentration plötzlich von Null oder einem sehr kleinen Wert zu einer hohen Konzentration umspringt.

Derartige Verdunster können im Bereich dieser Sprungstellen (s. Abb. 26) nur mit Vorsicht benutzt werden, da die Lage der Sprungstelle nicht immer genau festzulegen ist. Sie ist z. B. vom spezifischen Gewicht des Dampfes, sowie der qualitativen Zusammensetzung des Narkosegases abhängig. Darüber hinaus haben, wie bereits in Kapitel 6 ausgeführt, alle Durchflußströmungsmesser eine gewisse Ungenauigkeit.

Will man den besprochenen Fehler vermeiden, so muß der Strömungswiderstand im Bypaß so groß sein, daß auch bei kleinem Gasfluß der

„schwere“ Dampf aus der Verdunsterkammer gedrückt wird. Dies führt aber zu dem ersten Kompromiß, da nach Forderung 6 der Strömungswiderstand des Verdunsters so klein wie möglich sein soll.

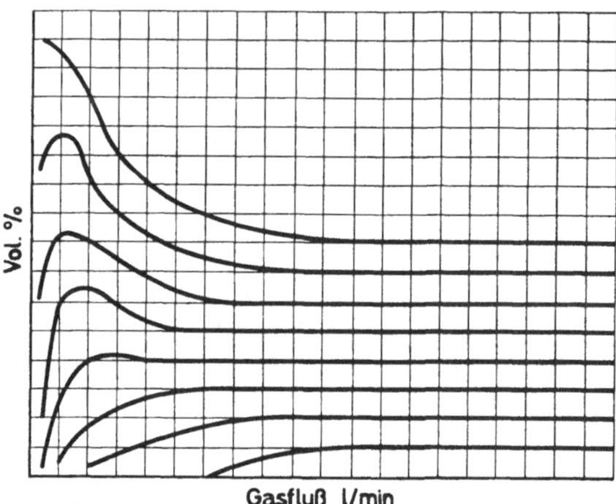

Abb. 26. Abhängigkeit der Konzentration vom Gasfluß

c) Die letzte und außerordentlich schwer zu kompensierende Ursache für die Änderung der Konzentration bei Änderung der Größe des Gasflusses ist der Unterschied in den Charakteristika der Widerstandsänderung in den beiden Verdunsterwegen (Bypaß und Weg durch die Verdunsterkammer).

Um das Gas durch den Verdunster zu befördern, ist ein bestimmter Druck erforderlich. Ändert man diesen Druck, so wird sich auch die durch das Gerät fließende Gasmenge ändern. Umgekehrt betrachtet – ändert man am Durchflußströmungsmesser die fließende Gasmenge, so ändert sich der sog. Druckabfall am Verdunster. Die Änderung der Durchflußmenge in Abhängigkeit von der Änderung des Druckes, nennt man die Widerstandscharakteristik. Diese Widerstandscharakteristik kann je nach der Art der verursachten Strömung (mehr laminar oder mehr turbulent) zwischen den folgenden Werten liegen. Der doppelte Druck erzeugt den doppelten Gasdurchfluß, und der vierfache Druck erzeugt den doppelten Gasdurchfluß, oder mit anderen Worten, um eine Verdoppelung der fließenden Gasmenge zu erreichen, muß je nach Beschaffenheit der Leitungen, bzw. Drosseln, der doppelte bis vierfache Druck aufgewendet werden. Nun fließt das Gas im Verdunster, aber über zwei verschiedene Wege. Einmal durch den Bypaß, zum anderen durch die Verdunsterkammer. Jeder dieser Wege hat seine eigene Widerstandscharakteristik, die sich außerdem noch mit der Einstellung der eingebauten Regeldrosseln ändert. Die Differenz der Widerstandscharakteristika in den beiden Gaswegen des Verdunsters führt zu einer Änderung der Aufteilung der beiden Gasströme bei Änderung der Durchflußmenge, und damit zu einer Änderung der Konzentration. Um den unter c beschriebenen Fehler zu vermeiden, ist es erforderlich, daß beide Wege mit den eingebauten Drosseln bei allen möglichen Einstellungen derselben die gleichen Widerstandscharakteristika haben.

Diese Forderung ist bei dem Sprudler nach Abb. 24d nicht zu verwirklichen, da sich bei diesem Gerät im Gasweg durch die Verdunsterkammer zu dem durch den Gasfluß erzeugten und mit der Größe des Gasflusses veränderlichen Widerstand der von der Größe des Gasflusses unabhängige Widerstand der Flüssigkeit über dem Gasverteiler addiert. Dies ist der Grund, weshalb es unmöglich ist, Sprudler nach Typ d mit einer in Konzentrationswerten justierten Einstelleinrichtung herzustellen.

Um einen übermäßigen Konstruktionsaufwand zu vermeiden, sollte es genügen, wenn ein Verdunster in dem normalerweise verwendeten Konzentrationsbereich von der Durchflußmenge unabhängig ist.

2. Der Verdunster soll in bezug auf die Genauigkeit der abgegebenen Konzentration von der Außentemperatur unabhängig sein.

Der einfachste Weg zur Lösung dieses Problems wäre, den Verdunster auf einer konstanten über der Raumtemperatur liegenden Temperatur zu halten. Einige Argumente jedoch widersprechen der Anwendung dieser Methode in der Praxis. Aus Gründen der Explosionssicherheit, der Gefahr der Überdosierung bei Versagen des Thermoreglers und der Möglichkeit der Kondensation bei zu großer Differenz zwischen der Raumtemperatur und der Verdunstertemperatur, werden heute von der Industrie, bis auf eine Ausnahme, keine derartigen Geräte hergestellt.

Bei den meisten bekannten Verdunstern wird die Abgabe der gleichen Konzentration bei verschiedenen Temperaturen durch Verändern der Aufteilung der beiden Gasteilströme erreicht. Das bedeutet, daß die in die Gaswege eingebauten Drosseln in Abhängigkeit von der Temperatur in der Größe ihrer Öffnungen geändert werden müssen. Das Verstellen dieser Drosseln kann sowohl automatisch als auch von Hand geschehen. Für die automatische Ausführung sind drei verschiedene Systeme bekannt. In bezug auf die Kürze der Reaktionszeit ist die Verwendung einer Bimetallspirale oder eines Bimetallstreifens die günstigste Lösung. Nachteil dieser Ausführung kann die sehr kleine Kraft, die von derartigen Bauelementen erzeugt wird, sowie die mögliche Alterung und die damit verbundene Änderung in der Einstellung des Reglers sein. Erheblich günstiger liegen die Verhältnisse, wenn die beiden, das Ventil bildenden Teile, aus Material mit verschiedenem Wärmeausdehnungskoeffizienten hergestellt sind und die Veränderung der Drosselöffnung durch den Unterschied in der Wärmeausdehnung der beiden Ventilbauteile erzeugt wird.

Als weitere Möglichkeit kennen wir die Verwendung von flüssigkeitsgefüllten Faltenbälgen. Eine Flüssigkeit mit großem Wärmeausdehnungskoeffizienten bewirkt bei Temperaturänderung eine Längenänderung des Faltenbalges. Diese Längenänderung wird zur Einstellung einer Drossel benutzt. Vorteil dieser Ausführung ist die große Kraft, welche durch die Flüssigkeit erzeugt wird und die Tatsache, daß sich dieser Typ von Regler in seiner Regelwirkung im Laufe der Zeit kaum verändert.

Der Nachteil liegt in der verhältnismäßig langen Reaktionszeit, da das ganze Flüssigkeitsvolumen durch den vorbeifließenden Gasstrom an dessen Temperatur angeglichen werden muß. Bei Verwendung derartiger Regler muß darauf geachtet werden, daß die Flüssigkeit nicht toxisch ist, um beim unbemerkten Auslaufen aus dem Faltenbalg Komplikationen zu vermeiden. Daher hat sich die Verwendung von Äther eingeführt.

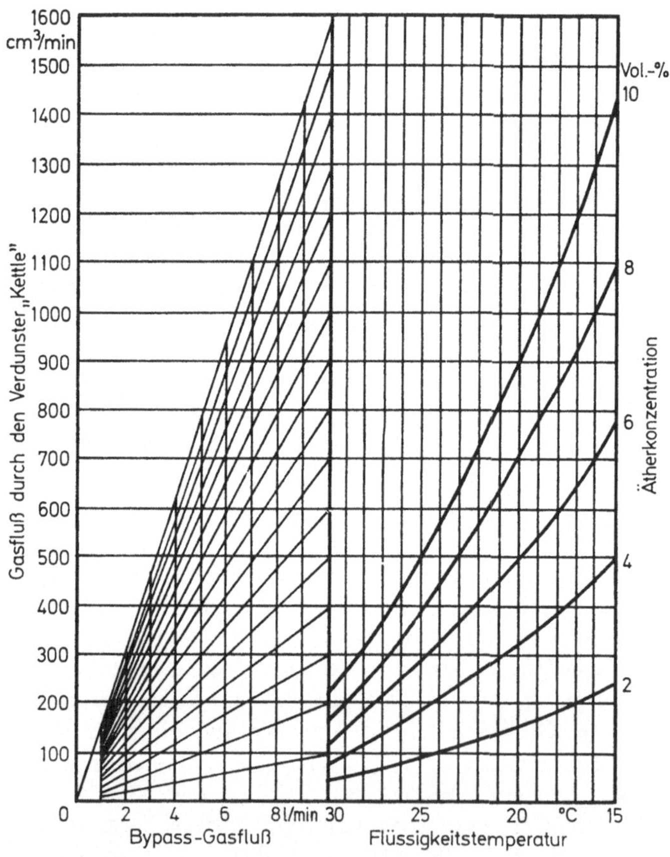

Abb. 27. Diagramm zur Berechnung der Konzentration in „kettle"-Verdunstern

Als dritte Möglichkeit kennen wir einen Regler, dessen Faltenbalg oder Membrandose mit dem Dampf einer Flüssigkeit gefüllt ist, deren Siedepunkt unterhalb der normalen Raumtemperatur liegt. Diese Ausführung liegt in ihrer Reaktionszeit zwischen Bimetallregler und Flüssigkeitsregler, hat jedoch den Nachteil, in ihrer Regelwirkung vom Barometerstand abhängig zu sein.

Beim Temperaturausgleich von Hand besitzt der Verdunster im Normalfalle ein eingebautes Thermometer zur Bestimmung der Temperatur, wobei auf einen guten thermischen Kontakt zwischen Thermometer und Verdunsterkammer geachtet werden muß. Die Einstellungskorrektur erfolgt dann entweder mit Hilfe von Kurvenblättern (Abb. 27) oder einer Einstellvorrichtung, die mit einer Temperaturskala, sowie mit Konzentrationskurven versehen ist.

Bei einem Teil der heute auf dem Markt befindlichen Verdunster wird auf eine Korrektur der Konzentrationseinstellung im Hinblick auf die Temperatur völlig verzichtet. Bei diesen verhältnismäßig preiswerten Geräten ist es nicht möglich, die vom Verdunster abgegebene Konzentration zu bestimmen.

3. Der Verdunster soll in bezug auf die Genauigkeit der abgegebenen Konzentration von der Dauer der Benutzung unabhängig sein.

Bei der Umwandlung einer Flüssigkeit in Dampf wird Wärme verbraucht. Diese sog. Verdampfungswärme ist eine spezifische Stoffeigenschaft und kann aus Tabelle 5 ersehen werden.

Im Verdunster wird für die Verdunstung des Narkosemittels die Wärme in erster Linie aus der Flüssigkeit entnommen. Diese Wärmeentnahme

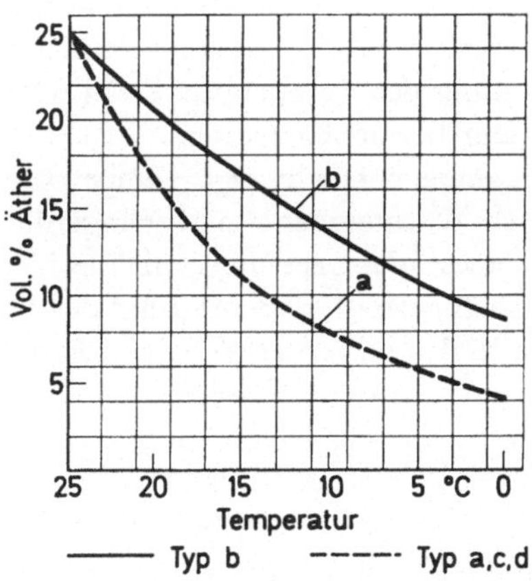

Abb. 28. Konzentrationsabfall als Folge des Temperaturabfalls bei verschiedenen Verdunstertypen

führt zu einem raschen Abfall der Temperatur in der Flüssigkeit und im Verdunster, damit zu einer Senkung des Dampfdruckes der Flüssigkeit und als letzte Konsequenz zu einer Senkung der abgegebenen Konzentration.

In Abb. 28 ist dieser bei allen einfachen Geräten auftretende Effekt dargestellt. Wie man aus den Kurven ersehen kann, fällt die Konzentration kurz nach Inbetriebnahme des Gerätes am stärksten. Je größer die Differenz zwischen Raumtemperatur und Flüssigkeitstemperatur wird, um so geringer wird der Konzentrationsabfall pro Zeiteinheit.

Hierfür gibt es zwei Gründe: Erstens wird mit fallender Konzentration die Wärmeentnahme kleiner, und zweitens vergrößert sich das Wärmegefälle zur Umgebung, wodurch in stärkerem Maße Wärme von dort nachfließt.

Eine weitere interessante Tatsache können wir aus Abb. 28 entnehmen. Die Kurve *b* gilt für einen Verdunster nach Typ b, während die Kurve *a* dem Temperaturverhalten eines Verdunsters vom Typ a, c oder d entspricht. Beim Verdunster nach Typ b ist der Abfall der Konzentration pro Grad Temperaturabfall erheblich kleiner als bei den anderen Typen. Dies ist auf die Tatsache zurückzuführen, daß bei diesem Typ das Gemisch aus Dampf und Gas dosiert wird und sich der Verdunster durch ansteigenden Gaszufluß zur Verdunsterkammer bei nachlassender Verdunstung teilweise selbst kompensiert.

Bei allen geeichten Verdunstern versucht man dem Konzentrationsabfall als Folge des Temperaturabfalls entgegenzuwirken. Dies geschieht im wesentlichen durch zwei Maßnahmen. Erstens durch die bereits im vorhergehenden Abschnitt beschriebenen Regler, bei welchen in diesem Falle die Reaktionszeit ein besonders wichtiger Punkt ist. Während also für den Angleich an die Außentemperatur der flüssigkeitsgefüllte Regler als die beste Lösung erscheinen muß, so muß er in Hinsicht auf die Kompensation der Auswirkung des Temperaturabfalls während der Benutzung als ungünstigste Lösung betrachtet werden.

Eine zweite Maßnahme versucht den Temperaturabfall durch Bereitstellung einer gewissen Wärmemenge zu verringern. Dies geschieht normalerweise in Form eines Wassermantels um die Verdunsterkammer. In der Praxis hat sich jedoch gezeigt, daß aufgrund der schlechten Wärmeleitfähigkeit des Wassers in demselben erhebliche Temperaturdifferenzen auftreten können, so konnten in dem Wassermantel eines auf dem Markt befindlichen Gerätes während der Benutzung Temperaturdifferenzen bis zu 4 °C gemessen werden. Verwendet man statt des Wassers einen Mantel aus Kupfer, so sind diese Nachteile aufgehoben. Kupfer hat eine ca. 400 mal bessere Wärmeleitfähigkeit als Wasser, bei annähernd dem gleichen Wärmeinhalt pro Volumen. Der Nachteil des Kupfers ist zweifellos sein großes Gewicht.

Ein Punkt, der sich noch wesentlich auf den Temperaturabfall und somit auf den Konzentrationsabfall auswirken kann, ist die richtige Anordnung der Dochte. Die Dochte sollen möglichst nicht frei im Raum hängen, sondern an den Wandungen der Verdunsterkammer anliegen, von wo sie gut Wärme aufnehmen können, andernfalls fällt die Temperatur in den Dochten, als Folge der geringen Wärmekapazität besonders schnell, was zu einer Vereisung und damit einem Ausfall der Dochte führen kann. Die Gefahr der Vereisung besteht hauptsächlich bei Äther.

4. Der Verdunster soll in bezug auf die Genauigkeit der abgegebenen Konzentration von den Auswirkungen der Druckschwankungen, welche durch ein Beatmungsgerät erzeugt werden, unbeeinflußbar sein.

Schaltet man an ein Rohr einen Behälter nach Abb. 29, und läßt durch dieses Rohr Gas unter einem gleichbleibenden Druck fließen, so bleibt das Gas im Behälter in Ruhe. Läßt man den Druck im fließenden Gas im Rohr ansteigen, so wird im gleichen Maße der Druck im Behälter steigen. Dies bedeutet, daß Gasmoleküle aus dem Rohr in den Behälter eingeflossen sind. Senkt man jetzt den Druck im Rohr auf den alten Wert, so wird die gleiche Zahl an Gasmolekülen aus dem Behälter wieder herausfließen.

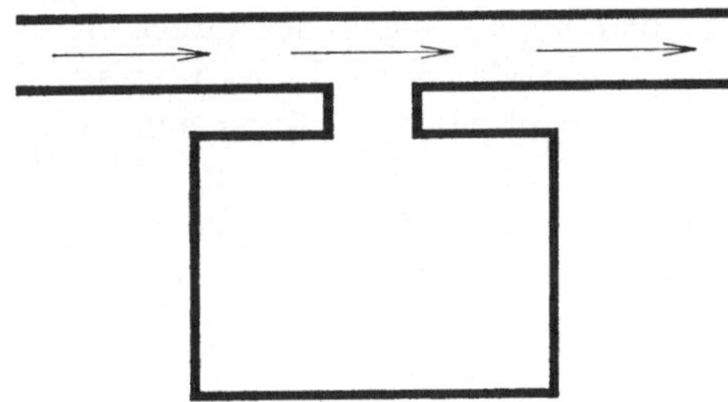

Abb. 29. Modell zur Demonstration des „pumping“-Effects

Füllt man in den Behälter eine bestimmte kleine Menge einer leicht flüchtigen Flüssigkeit und wiederholt den vorher beschriebenen Vorgang, so wird beim Herausfließen des Gases aus dem Behälter nicht nur Gas ausfließen, sondern in gleicher Weise auch Dampf der Flüssigkeit. Es wird also zu Dampfstößen im Rohr kommen, die immer während der Senkung des Druckes auftreten und in ihrer Größe von den folgenden Faktoren abhängig sind.

Erstens von der Größe des auftretenden Druckes. Der größere Druck wird einen größeren Effekt bewirken. Zweitens von der Größe des Gasflusses. Bei einem kleineren Gasfluß wird ein größerer Effekt auftreten. Drittens von der Größe des Behälters. Je größer das für das Gas zur Verfügung stehende Volumen ist, um so größer wird der Effekt sein.

Schalten wir statt des Behälters einen Verdunster an eine gasführende Leitung (Abb. 30), so spielt sich nahezu der gleiche Vorgang ab.

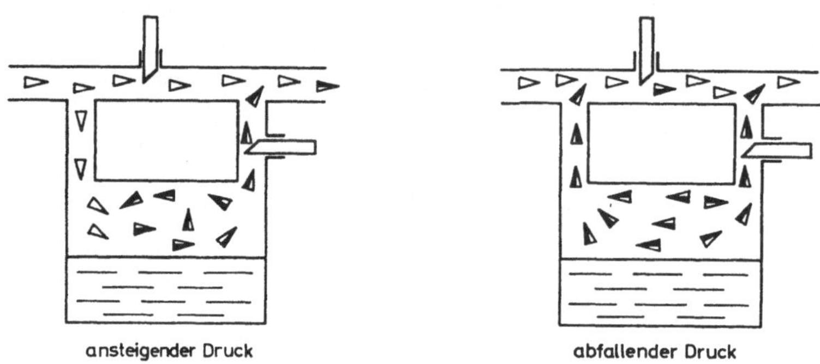

Abb. 30. „Pumping-Effect“ bei einem Verdunster mit Regeldrossel am Ausgang der Verdunsterkammer

In der Abb. 30 ist ein Verdunster vom Typ b mit der Regeldrossel am Ausgang der Verdunsterkammer gezeigt. Wie aus der rechten Darstellung zu ersehen ist, fließt bei diesem Gerätetyp das Gas-Dampfgemisch von der Verdunsterkammer durch deren Zuleitung entgegen der normalen Gasflußrichtung in den Bypaß, wenn der Druck im System sinkt. Bei einem Gerät nach Typ a, c oder d würde das Gemisch durch die aus der Verdunsterkammer herausführenden Leitung abfließen.

Der heute unter der Bezeichnung „pumping“-Effekt bekannte Vorgang kann – besonders bei kleinem Gasfluß – zu Konzentrationserhöhungen bis zu einem Vielfachen des eingestellten Wertes führen. Bei einem Gasfluß größer als 3 l/min ist er bei den meisten Verdunstern unbedeutend.

Zur Verhinderung des „pumping“-Effektes wurde von EDMUNDSEN und HILL ein pressurizing valve beschrieben. Dieses Ventil wird in Richtung des Gasstromes hinter dem Verdunster eingeschaltet.

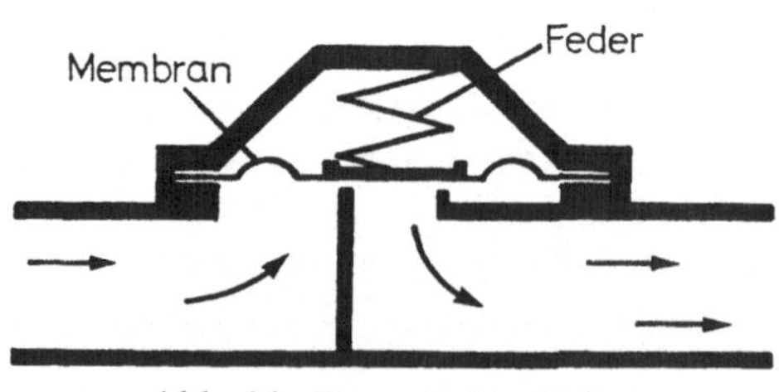

Abb. 31. Pressurizing Valve

In Abb. 31 ist der Aufbau des wie ein Druckminderer wirkenden Ventiles gezeigt. Die mit der Membran zusammenwirkende Feder erhöht den Druck auf der Gaszuflußseite des Ventiles, indem die Membran mit dem aufwärtszeigenden Rohrteil einen Ringspalt bildet. Bei ansteigendem Druck in der Abflußseite des Ventiles hebt sich die Membran und gibt eine größere Öffnung frei, so daß bei annähernd gleichem Vordruck aber kleinerem Druckgefälle die gleiche Gasmenge abfließen kann.

Für Verdunster nach Typ c genügt es, wenn in die aus dem Verdunster herausführende Leitung ein Rückschlagventil eingeschaltet wird (s. Abb. 32). Dieses Ventil verhindert das Einfließen von solchem Gas in die Verdunsterkammer, welches ursprünglich über die Bypaßmeßröhre dosiert wurde und somit nicht mit Dampf gesättigt ist. Das Einschalten eines Rückschlagventiles ist nur bei Verdunstern nach Typ c sinnvoll und besitzt bei anderen Typen keine oder nur wenig Wirkung.

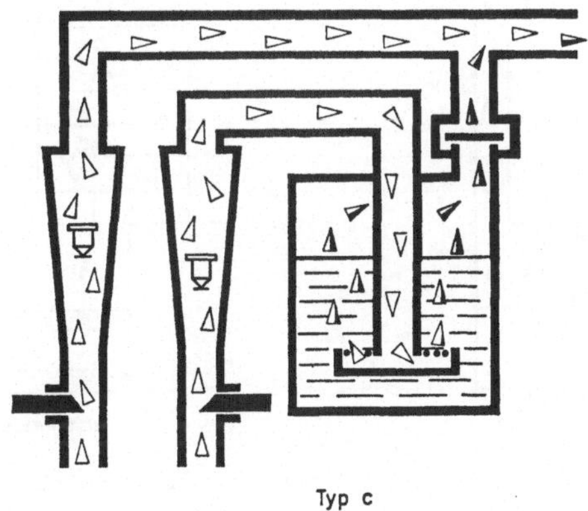

Abb. 32. Rückschlagventil im Auslaß eines „kettle"-Verdunsters zur Verhinderung des „pumping-Effects"

Eine weitere Methode, die beschriebene Wirkung des „pumping"-Effektes zu verhindern, ist der Einbau einer Rohspirale nach Abb. 33. Die Wirkungsweise derselben soll im Folgenden beschrieben werden.

In der linken Darstellung ist die Einatemphase bei kontrollierter Beatmung gezeigt. Durch den im System ansteigenden Druck wird das Gas im System und Verdunsterkammer komprimiert, das heißt, Gasmoleküle fließen durch die Rohrspirale in die Verdunsterkammer ein. Während der Ausatemphase der kontrollierten Beatmung (rechte Darstellung) fließt der größte Teil der in die Verdunsterkammer gelangten Moleküle zurück in die Rohrspirale und mit diesen Moleküle des Narkosemittels. Nur ein kleiner Teil des Gas-Dampfgemisches wird durch die am Ausgang der Kammer befindliche Drossel abfließen. Die Öffnung dieser Drossel ist klein im Verhältnis zur Öffnung der Bypaßdrossel.

Die Abmessung der Rohrspirale am Eingang der Verdunsterkammer ist so gewählt, daß diese in der Lage ist, das ganze während der Ausatemphase (Senkung des Druckes) aus der Verdunsterkammer abfließende Gas aufzunehmen. Es wird also nur solches Gas aus der Spirale in den Bypaß einfließen, welches nicht mit Dampfmolekülen vermischt ist. Am Ende der Ausatemphase ist das Gas-Dampfgemisch zwar in der Rohrspirale aufgestiegen, es sind jedoch keine Dampfmoleküle in den Bypaß eingeflossen. Während der folgenden Einatemphase wird das Gemisch wieder in die Kammer gedrückt.

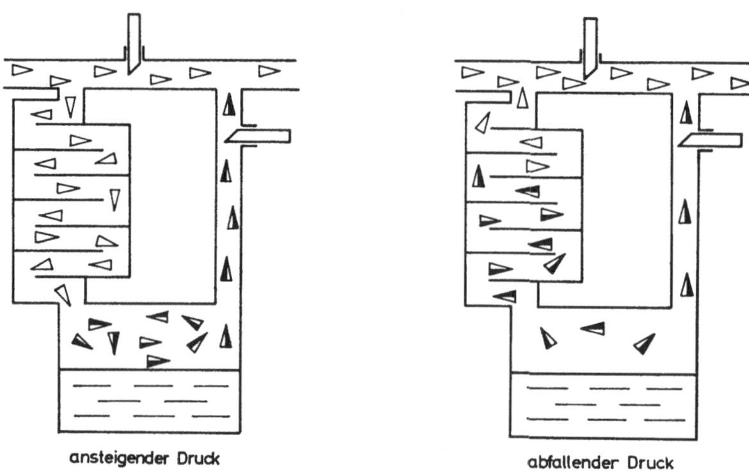

Abb. 33. Rohrspirale im Einlaß zur Verdunster-Kammer zur Verhinderung des „pumping"-Effects

5. Der Verdunster soll in seiner Anwendung sicher sein.

Für die Sicherheit des Gerätes sind folgende Punkte zu beachten: Die Einfülleinrichtung für das flüssige Narkosemittel soll so ausgebildet sein, daß ein Überfüllen des Gerätes nicht möglich ist. Ein Überfüllen des Gerätes kann zur Folge haben, daß bei der Inbetriebnahme flüssiges Narkosemittel aus der Gasauslaßöffnung des Verdunsters austritt.

Der Verdunster soll deutlich für das zu verwendente Medium gekennzeichnet sein. Eine noch bessere Sicherheit bildet eine Vorrichtung, welche es verhindert, daß ein nicht für den Verdunster bestimmtes Narkosemittel in diesen gefüllt werden kann.

In diesem Zusammenhang soll kurz auf die Gefahr eines Verwechselns von Narkosemitteln eingegangen werden.

Es sind Fälle bekannt, bei welchen versehentlich Trichloräthylen in einen Verdunster gefüllt wurde, welcher in die Frischgasleitung eines Absorbersystemes eingeschaltet war. Jeden Fachmann ist die Gefahr dieses Irrtumes bekannt.

In den letzten Jahren ist aber eine weit größere, nicht so sehr beachtete Gefahrenquelle entstanden. Wird versehentlich Halothan in einen für Methoxyfluran bestimmten Verdunster gefüllt, so gibt dieser Verdunster bei Raumtemperatur und höchster Konzentrationseinstellung ca. 30 Vol.-% Halothan ab, bei einer mittleren Einstellung ca. 15 Vol.-%.

Die beschriebene Tatsache hat maßgeblich zur Entwicklung oben erwähnter Sicherheitseinrichtung geführt. Der Sicherheitsfaktor dieser Vorrichtung beruht auf der Tatsache, daß die Flaschen der einzelnen Narkosemittel verschiedene Verschlußgewinde haben. Es muß jedoch darauf hingewiesen werden, daß der Einbau einer solchen Einrichtung nur an Methoxyfluranverdunstern als erforderlich erscheint. Ein Halotanverdunster gibt keine gefährlich hohen Konzentrationen ab, wenn er mit Methoxyfluran gefüllt wird.

Werden Verdunster abwechselnd an verschiedenen Narkoseapparaten verwendet und zu diesem Zwecke transportiert, so muß darauf geachtet werden, daß sie nie anders als senkrecht getragen oder abgestellt werden. Wird ein Verdunster auf die Seite gelegt oder sogar umgestürzt, so besteht die Gefahr, daß flüssiges Narkosemittel in die Regeleinheit fließt, was bei der anschließenden Verwendung zu extrem hoher Konzentration führen kann. Das mit dem Transport von Verdunstern beauftragte Personal muß über diese Gefahr unterrichtet werden. Es versteht sich von selbst, daß Verdunster, die heruntergefallen waren oder anderweitig deformiert wurden, nur nach genauer Prüfung der Konzentrationsabgabe wiederverwendet werden können.

Der Anschluß des Gerätes entgegen seiner normalen Gasdurchflußrichtung sollte entweder ganz ausgeschlossen sein, oder die Konstruktion des Gerätes muß so ausgeführt sein, daß dadurch keine Komplikationen auftreten können. Ein besonders schwieriger Fall sind hier die einfachen Sprudler nach Typ d, da bei diesen bei einem Verwechseln der Anschlüsse des Gerätes, d. h. einem Zuführen des Gases in die Ausflußseite, flüssiges Narkosemittel aus dem Gerät austreten kann. Bei verschiedenen Typen sind Rückschlagventile eingebaut, welche diese Gefahr verhindern.

Eine weitere Lösung um das Zurückfließen von Flüssigkeit zu vermeiden, ist das Einschalten eines Auffangbehälters in die Zuführungsleitung des Sprudlers. Dieser Behälter ist meist in der Mitte der Verdunsterkammer untergebracht.

Auf eine Gefahr bei der Benutzung von sog. „kettle"-Verdunstern sei im folgenden hingewiesen. Diese Verdunster besitzen ein Umschaltventil mit drei Stellungen in der folgenden Reihenfolge: O_2-Dusche (O_2-Flush) – Aus (Off) – An (On). Wird ein solcher Verdunster für die Verabreichung von Methoxyfluran oder Äther bei kleinem Frischgasfluß verwendet, so wird oft der gesamte O_2-Fluß durch den kettle geleitet. Mit anderen Worten, der Verdünnungsfluß enthält kein O_2. Um die O_2-Dusche zu betätigen, muß der Umschalthahn von der Stellung „An“ über die Stellung „Aus“ zur Stellung „O_2-Dusche“ gedreht werden. Es ist vorgekommen, daß nach beendigter Betätigung der Dusche der Umschalthahn nur in die Stellung „Aus“ gedreht wurde. Die Meßröhre zeigt in diesem Falle weiterhin den eingestellten Sauerstofffluß an, da in dieser Stellung die Leitung zur Atmosphäre entlüftet ist. Das Kreissystem und der Patient sind jedoch ohne O_2-Versorgung.

Werden mehrere Verdunster in der Frischgasleitung eines Narkoseapparates verwendet, so können diese in Reihe oder parallel geschaltet werden. Beide Möglichkeiten stellen keine Ideallösung dar. Bei der Parallelschaltung ist meist ein zusätzliches Ventil vorhanden, mit dessen Hilfe der Gasfluß wahlweise zu dem einen oder anderen Verdunster geleitet wird. Während der Narkose muß darauf geachtet werden, daß der benutzte Verdunster auch tatsächlich mit Gas versorgt wird.

Bei der Reihenschaltung ist darauf zu achten, daß der zweite Verdunster in Reihe einen Teil des verdampften Narkosemittels des ersten Verdunsters aufnehmen kann, wenn beide Geräte eingeschaltet sind. Diese Gefahr besteht sowohl bei Oberflächenverdunstern, als auch bei Sprudlern, ist jedoch bei letzteren größer.

Die Reihenschaltung von zwei Verdunstern mit hohem Widerstand kann zu erheblichen Fehlanzeigen der Meßröhren führen. Darüber hinaus kann bei einer Undichtigkeit die prozentuale Zusammensetzung des Frischgases verändert werden, wenn nur eine Gasart aus der Leckstelle ausfließt.

6. Der Verdunster soll einen möglichst niedrigen Strömungswiderstand besitzen. Die Frage des niedrigen Strömungswiderstandes tritt vor allem bei Verdunstern auf, durch welche der Patient spontan atmet. Es handelt sich also um Fälle, bei welchen das Gerät entweder in das Kreissystem eingeschaltet ist, oder um sog. „draw-over“-Verdunster im „Nicht-Rückatmungssystem“. Bei diesen Geräten besteht die Forderung durchaus zu Recht. Wird der Verdunster jedoch ausschließlich in die Frischgasleitung eingeschaltet benutzt, so sollte man einen höheren Widerstand zulassen.

Alle Geräte nach dem Sprudlerprinzip (Abb. 24c und d) kommen für die Anwendung als „draw-over“-Verdunster nicht in Frage, da sie auf Grund der über dem Gasverteiler stehenden Flüssigkeitssäule einen zu hohen Widerstand besitzen. Bei den Verdunstern nach Abb. 24a und b ist die Größe des Widerstandes normalerweise eine Frage der freien Querschnitte in den Regeldrosseln. Daß man die Größe des Widerstandes nicht beliebig weit senken kann, ohne daß sich andere Nachteile ergeben, wurde bereits beschrieben.

Dem bisher Gesagten muß aber noch eine kurze Ausführung hinzugefügt werden. In Abschnitt 1 wurde ausgeführt, daß es wünschenswert ist, in beiden Wegen des Verdunsters die gleiche Widerstandscharakteristik zu haben. Dies ist praktisch nur möglich, wenn man in den Drosseln der beiden Wege einen annähernd laminaren Gasfluß und somit eine lineare Charakteristik erreicht. Dies setzt aber in den Drosseln ein Verhältnis von Regelschlitzbreite zu Regelschlitzlänge voraus, welches kleiner als 1:100 ist. Wollte man den Widerstand einer solchen Drossel sehr niedrig halten, so würden sich für sie Durchmesser ergeben, die in keinem Verdunster untergebracht werden können. Der niedrige Widerstand in einem Verdunster erfordert also normalerweise Kompromisse auf Kosten der Genauigkeit.

Ein weiterer Punkt hat für Verdunster mit niedrigem Widerstand Bedeutung. Bei derartigen Verdunstern sollte der Bypaß sowie der Punkt, an welchem der Bypaßfluß und das aus der Verdunsterkammer kommende Gas vereinigt werden, möglichst dicht über der Verdunsterkammer liegen. Bei einer noch besseren Lösung liegt der Vereinigungspunkt in der Verdunsterkammer. Auf diese Weise wird der vorbeschriebene Effekt des schweren Nebels im Tal vermieden, da das relativ schwere Gemisch aus Gas und Dampf durch sein Gewicht von selbst in die Mischkammer einfließt.

7. Der Verdunster soll in bezug auf die Genauigkeit der abgegebenen Konzentration von dem Luftdruck der Umgebung unabhängig sein.

In diesem Zusammenhang sind weniger die witterungsbedingten Schwankungen des Barometerstandes gemeint, als vielmehr die erheblichen Unterschiede, die sich auf Grund der Höhenlage ergeben. So kann man z. B. für Mexico City mit einem mittleren Luftdruck von 596 mmHg rechnen. In der letzten Zeit hat sich aber noch ein weiterer Punkt für diese Frage ergeben. Bei Operationen in der Überdruckkammer werden Verdunster unter Umgebungsdrücken bis zu 3 atü eingesetzt.

Erinnern wir uns des Abschnitts über Möglichkeiten zur Angabe der Konzentration. Dort hatten wir festgestellt, daß wir eine Konzentration in mg/l, in Vol.-% oder in Partialdruck angeben können. Mißt man die vom Verdunster abgegebene Konzentration in Vol.-%, bei verschiedenen Barometerständen, so wird man feststellen, daß alle Verdunster, gleich welcher Bauart, mit steigenden Barometerstand kleinere Konzentrationswerte in Vol.-% abgeben. Dies gilt nicht für die Angabe in mg/l oder Partialdruck.

Verdunster nach Abb. 24 Typ b sind in ihrer Abgabeleistung (mg/l) vom Luftdruck unabhängig, wenn auf Grund ihres konstruktiven Aufbaus gleichfalls eine Unabhängigkeit von der Größe der Durchflußmenge vor handen ist.

Die Berechnung der Änderung der Konzentration in Vol.-% und in mg/l kann man mit den folgenden Gleichungen durchführen.

Wie bereits in den Abschnitten über das Temperaturverhalten von Verdunstern sowie über die Umrechnung der Konzentration verschiedener Medien, müssen wir auch hier eine Einteilung nach dem konstruktiven Aufbau treffen.

Gl. (5) und (6) gelten für Verdunster nach Typ a und d, wobei für Typ a die zusätzliche Forderung erhoben werden muß, daß die prozentuale Aufteilung des Gasstromes (Bypaß und Zufluß zu Verdunsterkammer) unabhängig von der Größe des Gasflusses ist. Für Typ c erübrigt sich diese Forderung, da das Verhältnis jederzeit mit Hilfe der Durchflußströmungsmesser ermittelt, bzw. eingestellt werden kann.

Bei Gl. (5) handelt es sich um eine Näherungsgleichung, die nur bei Konzentrationsunterschieden zwischen K und K' angewendet werden soll, die kleiner als 3 Vol.-% sind. Wenn die Differenz 3 Vol.-% übersteigt, ist es zweckmäßig, die Berechnung mit der genauen Gl. (6) zu wiederholen.

$$K' = K \cdot \frac{p - p_1}{p' - p_1} \quad \text{Vol.-\%} \qquad (5)$$

$$K' = \frac{K \cdot \frac{p - p_1}{p' - p_1}}{\frac{K}{100}\left(\frac{p - p_1}{p' - p_1} - 1\right) + 1} \quad \text{Vol.-\%} \qquad (6)$$

In der Gleichung bedeuten:

K = die Konzentration, in welcher der Verdunster justiert ist (Einstellung am Verdunster) Vol.-%
K' = die gesuchte Konzentration bei abweichendem Barometerstand Vol.-%
p = der Barometerstand, für welchen die Justierung K des Verdunsters gilt mmHg
p' = der Barometerstand, für welchen die Konzentration K' gesucht wird mmHg
p_1 = der Dampfdruck des flüssigen Narkosemittels mmHg

Beispiel:

Ein Verdunster nach Typ c soll in einer Höhenlage von 2000 m verwendet werden. Der Luftdruck beträgt 596 mmHg, die Raumtemperatur 30 °C, der Dampfdruck von Halothan bei dieser Temperatur 365 mmHg. Der Verdunster ist mit einer Tabelle zur Berechnung der Konzentration ähnlich Abb. 27 ausgerüstet. Diese Tabelle gilt für einen Barometerstand von 760 mmHg. Welche Konzentration K' wird vom Verdunster bei 596 mmHg abgegeben, wenn die Einstellung an den Durchflußströmungsmessern für 3 Vol.-% gewählt wird?

Da der zu erwartende Konzentrationsunterschied kleiner als 3 Vol.-% sein wird, können wir mit der Näherungsgleichung rechnen.

$$K' = K \cdot \frac{p - p_1}{p' - p_1} \qquad \text{Vol.-\%}$$

$$K' = 3 \cdot \frac{760 - 365}{596 - 365} \qquad \text{Vol.-\%}$$

$$K' = 3 \cdot 1{,}7 = 5{,}1 \text{ Vol.-\%}$$

Die Konzentrationsabgabe des Verdunsters bei 596 mmHg ist also um 2,1 Vol.-% Halothan höher als bei 760 mmHg.

Wie bereits in dem Abschnitt über die Umrechnung der Dimensionen erwähnt, sagt die Angabe in Vol.-% nicht unbedingt etwas über die Konzentration in mg/l aus.

Wir rechnen jetzt die beiden bei gleicher Verdunstereinstellung aber verschiedenen Luftdruck erhaltenen Werte in mg/l um. Für die der Eichung des Verdunsters entsprechende Konzentration bei 760 mmHg hatten wir 3 Vol.-% angenommen. Nach Gl. (1) ergibt sich dann:

$$G = \frac{K \cdot \text{MG}}{F \cdot 2{,}42} \qquad \text{mg/l}$$

wobei F mit Hilfe von Gl. (1a) berechnet werden kann:

$$F = \frac{760}{p}\left(1 + \frac{t - 20}{273}\right)$$

$$F = \frac{760}{760}\left(1 + \frac{30 - 20}{273}\right)$$

$$F = 1{,}04$$

Setzt man die bekannten Werte in Gl. (1) ein, so ergibt sich:

$$G = \frac{3 \cdot 197{,}4}{1{,}04 \cdot 2{,}42} \qquad \text{mg/l}$$

$$G = 236 \text{ mg/l}.$$

Für den mg/l-Wert der Konzentration $K' = 5{,}1$ Vol.-% erhalten wir:

$$G' = \frac{K' \cdot \text{MG}}{F' \cdot 2{,}42} \qquad \text{mg/l}$$

wobei F' sich wie folgt berechnen läßt:

$$F' = \frac{760}{596} \cdot \left(1 + \frac{30 - 20}{273}\right)$$

$$F' = 1{,}325$$

dann ergibt sich nach obiger Gleichung:

$$G' = \frac{5{,}1 \cdot 197{,}4}{1{,}325 \cdot 2{,}42} \quad \text{mg/l}$$

$$G' = 314 \text{ mg/l}$$

Das Gerät gibt also beim Barometerstand 596 mmHg 78 mg/l Halothan mehr ab, als bei der gleichen Einstellung bei 760 mmHg.

Für die Umrechnung der Konzentration bei einem vom Eichzustand abweichenden Barometerstand für Verdunster nach Typ b gilt Gl. (7)

$$K' = K \cdot \frac{p}{p'} \quad \text{Vol.-\%} \qquad (7)$$

In der Formel bedeuten:

K =	die Konzentration, in welcher der Verdunster justiert ist (Einstellung am Verdunster)	Vol.-%
K' =	die gesuchte Konzentration bei abweichendem Barometerstand	Vol.-%
p =	der Barometerstand, für welchen die Justierung K des Verdunsters gilt	mmHg
p' =	der Barometerstand, für welchen die Konzentration K' gesucht wird	mmHg

Beispiel:

Ein Verdunster nach Typ b ist mit einer in Vol.-%-Werten justierten Einstelleinrichtung versehen. Die Einstelleinrichtung wurde bei einem Barometerstand von 760 mmHg justiert. Der Verdunster soll bei einem Luftdruck von 596 mmHg und einer Temperatur von 30 °C verwendet werden. Welche Halothankonzentration gibt der Verdunster bei einer Einstellung von 3 Vol.-% ab?

$$K' = K \cdot \frac{p}{p'} \quad \text{Vol.-\%}$$

$$K' = 3 \cdot \frac{760}{596} \quad \text{Vol.-\%}$$

$$K' = 3{,}84 \text{ Vol.-\%}.$$

Die Konzentrationsabgabe des Verdunsters bei 596 mmHg ist um 0,84 Vol.-% Halothan höher als bei 760 mmHg. Beim Verdunster nach Typ c betrug die Differenz 2,1 Vol.-% bei den gleichen Verhältnissen.

Wir rechnen jetzt den Konzentrationswert K' des Verdunsters vom Tyb b in den mg/l-Wert um.

$$G' = \frac{K' \cdot \text{MG}}{F' \cdot 2{,}42} \quad \text{mg/l}$$

Der Faktor F' für 596 mmHg und 30 °C wurde bereits im Beispiel für den Verdunster vom Typ c mit $F' = 1{,}325$ bestimmt.

Wir setzen die bekannten Werte in obige Gleichung ein, und erhalten:

$$G' = \frac{3{,}84 \cdot 197{,}4}{1{,}325 \cdot 2{,}42} \quad \text{mg/l}$$

$$G' = 236 \text{ mg/l}$$

Dies entspricht aber genau dem mg/l-Wert, der vom Verdunster bei 760 mmHg; 30 °C und einer Konzentration von 3 Vol.-% abgegeben wird, wie wir aus der entsprechenden Berechnung des vorhergehenden Beispiels entnehmen können.

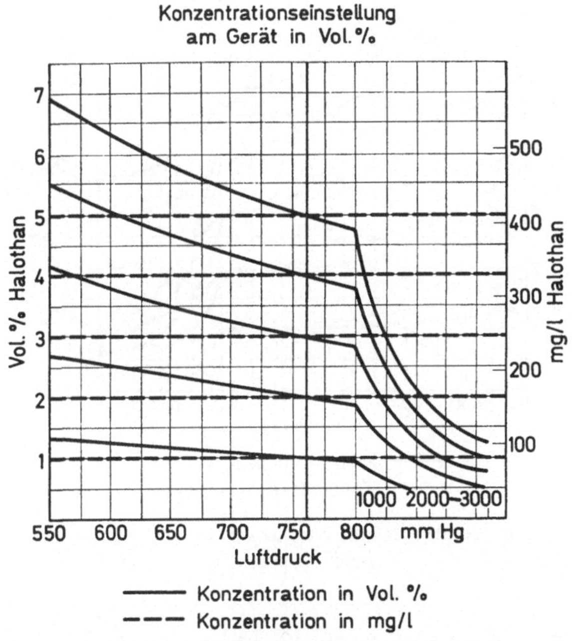

Abb. 34. Abhängigkeit der Konzentration vom Luftdruck bei einem Gerät nach Typ b

In Abb. 34 und Abb. 35 ist für zwei Verdunster verschiedener Bauart die Abhängigkeit der Konzentration von der Größe des Luftdruckes aufgetragen. Aus dem Diagramm kann man ersehen, daß der Verdunster nach Typ b (Abb. 24) zwar bei unterschiedlichem Luftdruck unterschiedliche Konzentrationen in Vol.-% abgibt, daß aber bei allen Drücken die gleichen mg/l abgegeben werden. Das Diagramm (Abb. 34) kann für alle Verdunster vom Typ b als Berechnungsunterlage benutzt werden, sofern das entsprechende Gerät von der Größe des Gasflusses unabhängig ist. Die mg/l-Werte für Halothan auf der rechten Abszisse des Diagramms gelten für eine Temperatur von 25 °C. Die Kurven für die Abhängigkeit der Konzentration in Vol.-% gelten für alle praktisch vorkommenden Temperaturen und sind unabhängig vom Narkosemittel.

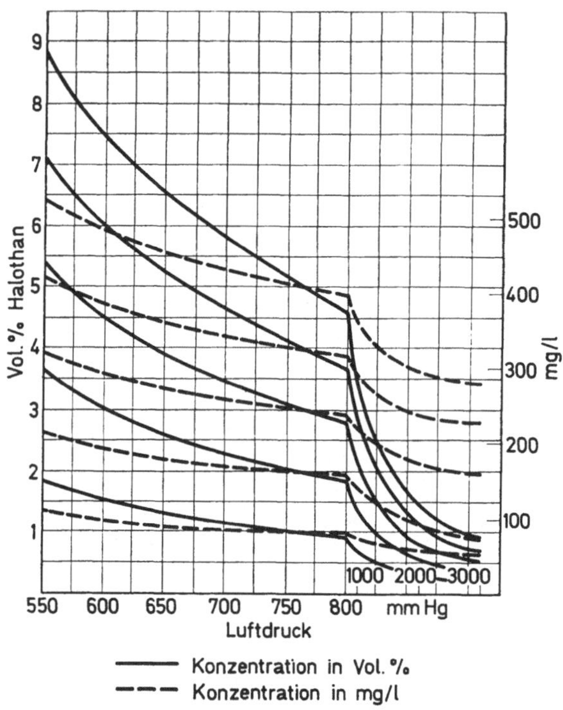

Abb. 35. Abhängigkeit der Konzentration vom Luftdruck bei einem Gerät nach Typ a, c, d

In Abb. 35 ist die Luftdruckabhängigkeit von einem Verdunster nach Typ a oder c gezeigt. Bei diesem Gerät ändert sich nicht nur die abgegebene Konzentration in Vol.-%, sondern auch der mg/l-Wert. Das Diagramm gilt nur für Halothan bei einer Temperatur von 25 °C.

Die bisherigen Betrachtungen mögen theoretisch erscheinen. Die praktische Bedeutung soll an einem Beispiel kurz erläutert werden. Ein großer Teil der heute benutzten Verdunster entspricht in seinem Aufbau den Typen a und c.

Wird so ein Verdunster für Äther in einer Höhenlage von 520 m ü. M. (z. B. München) bei der durchaus möglichen Temperatur von 30 °C benutzt, so kann er durch die witterungsbedingten Barometerstandsschwankungen am Ort, bei der gleichen Einstellung zwischen 15 und 24 Vol.-% Äther abgeben. Der mg/l-Wert würde dann zwischen 430 mg/l und 645 mg/l liegen. Die angegebenen Werte können mit Hilfe der Gl. (6) leicht nachgeprüft werden.

8. Der Verdunster soll möglichst wartungsfrei und störungsunanfällig arbeiten.

Gehen wir von der Tatsache aus, daß viele Verdunster in Entwicklungsländern verwendet werden, aber auch in anderen Ländern in vielen Kliniken keine Wartung der Geräte durch die Herstellerfirmen durchgeführt wird, so besteht die Forderung auf völlige Wartungsfreiheit zu Recht. Es sollte also bei der Konstruktion eines Verdunsters möglichst jede Schmierstelle vermieden werden. Aus diesem Grund ist es anzustreben, die Zahl der beweglichen Teile so klein wie möglich zu halten, und dieselben aus einem Material herzustellen, bei welchem sich eine Schmierung erübrigt. Diese Forderung ist besonders wichtig im Hinblick auf die Tatsache, daß es sich bei flüssigen Narkosemitteln um ausgezeichnete Lösungsmittel handelt, die nahezu jedes Schmierungsmittel im Laufe der Zeit auflösen.

Die Störanfälligkeit eines Gerätes wird bei gleich guter Konstruktion zweifellos größer, je mehr bewegliche Teile verwendet werden. Die in ihrer Wirkungsweise einfachste Ausführung wird also die geringste Gefahr eines Ausfalls in sich bergen. Bei der Verwendung der Rohrspirale zur Ausschaltung des pumping-Effektes (Abb. 33) wurde z. B. versucht, ein nahezu hundertprozentig störunanfälliges Bauelement zu verwenden.

Der Störanfälligkeit in einem Verdunster unterliegen unter anderen auch die automatischen Temperaturregler. Bei einem auf dem Markt befindlichen Gerät wurde der Temperaturregler mit einer sichtbaren Anzeige versehen, um einen eventuellen Ausfall desselben dem Benutzer sichtbar zu machen.

Bei der Verwendung von Thermometern tritt zuweilen eine Trennung des Quecksilberfadens auf. Dieser Defekt ist im Normalfall leicht zu bemerken und führt grundsätzlich zu einer höheren Temperaturanzeige und somit zur Einstellung einer kleineren Konzentration. Bei der Verwendung eines Thermometers muß jedoch unbedingt darauf geachtet werden, daß bei Zerstörung desselben keine Thermo-Flüssigkeit in die Verdunsterkammer fließen kann.

Die Einstelleinrichtung für die Konzentration sollte unbedingt so konstruiert sein, daß bei einem nicht einwandfreien arbeiten derselben, eine Betätigung unmöglich oder der Defekt anderweitig zu bemerken ist.

Eine Störungsquelle hat sich bei der Benutzung von Verdunstern über lange Zeiträume gezeigt. Einigen Narkosemitteln wird ein Stabilisator beigefügt. Dieser in geringsten Konzentrationen im Narkosemittel vorhandene Stoff besitzt meist einen sehr niedrigen Dampfdruck. Dies hat zur Folge, daß sich der Stabilisator in der Verdunsterkammer im Laufe der Zeit anreichert und teilweise zu ungiftigen Produkten oxydiert und kondensiert. Dabei kann die Farbe des Stabilisators umschlagen und das Narkosemittel gelb bis braun färben. Ein Ablassen der Reste der Narkosemittel aus den Verdunstern in gewissen Zeitabständen kann dem entgegenwirken. In die Führung von Ventilspindeln und anderen beweglichen Teilen mancher Verdampfer kann sich der Stabilisator absetzen und diese zum Klemmen bringen.

9. Der Verdunster soll aus einem korrosionsbeständigen Material gefertigt sein. Die für seine Konstruktion verwendeten Kunststoffe sollen im Narkosemittel nicht löslich sein.

Betrachtet man die Materialfrage nur vom Standpunkt der Korrosionsbeständigkeit, so ist zweifellos die Verwendung von nichtrostendem Stahl am günstigsten. Die Verarbeitung dieses Materials ist aber äußerst kostspielig, so daß sich bis heute erst eine Firma entschlossen hat, ihre Geräte aus diesem Material herzustellen. Dagegen werden auch bei anderen Geräten die Regelelemente aus nichtrostendem Stahl gefertigt. Außer nichtrostendem Stahl hat sich Kupfer als sehr günstig im Kontakt mit flüssigen Narkosemitteln gezeigt, so daß es in starkem Maße als Material bei der Fertigung von Verdunstern Verwendung findet. In diesem Zusammenhang müssen wir kurz auf den Cohen-Report eingehen.

Dieser Report stellte sich schon kurz nach seiner Veröffentlichung als ein Irrtum heraus, soweit es sich um die Vermutung handelte, daß im Halothan mit Kupfer als Katalisator halogeniertes Buthan gebildet wird. Umfangreiche und langwierige Versuche haben ergeben, daß es trotz extremster Versuchsbedingungen nicht möglich ist, mit Hilfe von Kupfer als Katalisator dieses Produkt im Halothan zu bilden.

Korrosionsbeständiges Material muß in Verdunstern vor allem an den Punkten verwendet werden, die mit dem flüssigen Narkosemittel oder dessen Dampf in Berührung kommen. Außer den bereits erwähnten Metallen, nichtrostender Stahl und Kupfer, kommen Neusilber und Messing zur Verarbeitung. Die Verwendung von Aluminium, auch in eloxiertem Zustand, ist vor allem im Kontakt mit Halothan abzulehnen.

Bei vielen Kunststoffen besteht die Gefahr, daß der Weichmacher durch das flüssige Narkosemittel herausgelöst wird. Solche Materialien kommen für den Einsatz grundsätzlich nicht in Frage.

10. Der Verdunster soll ein geringes Gewicht besitzen.

Werden Verdunster für verschiedene Narkoseapparate verwendet, d. h., müssen sie oft transportiert werden, so ist es erforderlich, das Gewicht dieses Gerätes so gering wie möglich zu halten. Die günstigste Lösung in dieser Richtung ist auf jeden Fall der mit einem schnellreagierenden Bimetallregler ausgerüstete Verdunster ohne Wasser- oder Kupfermantel, die ungünstigste Lösung dagegen, die Verwendung eines Kupfermantels zum Speichern der Wärme. Auch hier ist die eingangs erwähnte Tatsache zu berücksichtigen, daß die Gesamtlösung eine Reihe von Kompromissen darstellt.

11. Das erforderliche Mindestvolumen an flüssigem Narkosemittel für die Arbeitsbereitschaft soll möglichst niedrig sein.

Eine der Grundvoraussetzungen für das einwandfreie arbeiten eines Verdunsters ist die völlige Sättigung des durch die Verdunsterkammer geführten Gases. Bei Geräten, bei denen das Gas durch die Flüssigkeit geführt wird, läßt sich diese Sättigung verhältnismäßig leicht erreichen. Bei Oberflächenverdunstern dagegen hängt das Maß der Sättigung von der Größe der Flüssigkeitsoberfläche ab, mit welcher der Gasstrom in Berührung kommt. Da man die eigentliche Flüssigkeitsoberfläche nicht beliebig groß gestalten kann, werden normalerweise zur Vergrößerung derselben Dochte verwendet. Um den Verdunster in Arbeitsbereitschaft zu versetzen, müssen diese Dochte mit flüssigem Narkosemittel vollgesogen werden. Beim Entleeren des Gerätes kann man dieses jedoch nicht zurückgewinnen. Dieser Punkt wurde bereits im Abschnitt über die Verwendung von verschiedenen Medien im gleichen Gerät erwähnt.

Es ist also anzustreben, bei einer garantierten Sättigung, bei allen durch die Verdunsterkammer fließenden Gasmengen die Größe der Dochtoberfläche möglichst klein zu halten. Dies kann durch eine genau gesteuerte Gasführung in der Verdunstungskammer geschehen, bei welcher das Gas grundsätzlich an jedem Punkt der Dochte vorbeigeführt wird. Man sollte jedoch diesen Punkt nicht überbewerten, da bei fortlaufender Benützung des Gerätes nichts verlorengeht.

12. Der Verdunster soll sparsam arbeiten.

Oft wird die Frage nach einem sparsam arbeitenden Verdunster gestellt. Es steht fest, daß man bei einem genau definierten Fall zur Erreichung einer bestimmten Narkosetiefe eine bestimmte Menge an Narkosemittel benötigt. Die Art des Verdunsters, mit welchem dieses verabreicht wird, ist dabei gleichgültig.

Trotzdem ist es möglich, mit einem guten Gerät erhebliche Mengen an Narkosemittel einzusparen. Dazu wollen wir folgende Betrachtung anstellen, ohne diese vorerst durch Rechnungen zu belegen. Wir kommen jedoch im Kapitel über das Kreissystem noch einmal auf diesen Punkt zurück.

Das aus dem Überschußventil eines Kreissystems ausfließende Gas steht im direkten Verhältnis zu dem über die Frischgasleitung zugeführten Gas. Wenn weniger Gas aus dem Überschußventil ausfließt, wird es aber auch weniger nach Narkosemittel im Raum riechen, denn alles im Raum durch den Geruch wahrnehmbare Narkosemittel ist verlorenes Narkosemittel.

Das arbeiten mit einem kleinen Frischgasfluß spart also Narkosemittel ein. Hierfür ist allerdings ein Verdunster erforderlich, der auch im Bereich kleiner Durchflußmengen absolut sicher arbeitet.

Dabei steht natürlich fest, daß man den Gasfluß aus Gründen der Sicherheit nicht willkürlich klein wählen kann.

Außer den aufgestellten zwölf Forderungen sind für den Wert eines Gerätes noch zwei Punkte wichtig. Das ist erstens die sorgfältige und gewissenhafte Behandlung, die ein Gerät bei seiner Herstellung und Prüfung erfährt und der Kundendienst, den das Herstellungswerk des Gerätes bietet.

In den vorausgegangenen Ausführungen wurde besprochen, von welchen Faktoren die Genauigkeit der Konzentrationsabgabe eines Verdunsters beeinflußt werden kann.

Es ergibt sich die Frage: welche Genauigkeit kann man im Gebrauch von einem Verdunster erwarten? Eine Abweichung von $\pm 10\%$ vom eingestellten Wert muß als das Maximum an Genauigkeit angesehen werden. Die meisten auf dem Markt befindlichen Geräte erreichen diese Genauigkeit besonders bei kleiner Konzentrationseinstellung nicht. Wird ein Verdunster auf seine Genauigkeit geprüft, so muß auf die folgenden Punkte geachtet werden:

1. Das in der Industrie für die Justierung von Verdunstern verwendete Instrument ist das Gasinterferometer. Die verschiedenen Firmen verwenden aber geringfügig unterschiedliche Brechungsindici (ca. 5% Streuung).
Es muß also sichergestellt werden, daß die Messungen auf die richtige Grundeichung bezogen werden.

2. Die Zusammensetzung des Gases, welches für die Messung verwendet wird, beeinflußt die Konzentration geringfügig. Verdunster nach Typ b sind in dieser Hinsicht mehr empfindlich, als Verdunster nach Typ a. Die meisten Firmen verwenden für die Eichung Luft, da dieses Gas die Messungen mit dem Interferometer erleichtert und in seiner Auswirkung auf die Konzentrationsabgabe einer Mischung von O_2 *und* N_2O *entspricht.*
Beim Messen von Verdunstern sollte also das gleiche Gas wie bei der Justierung durch die Herstellerfirma verwendet werden.

3. Sogenannte „draw-over"-Verdunster können nicht mit einem konstanten Gasfluß gemessen werden.

Mit den bisher gemachten Ausführungen ist der größte Teil der heute auf dem Markt befindlichen Verdunster erfaßt. Im Anschluß soll auf gewisse Sonderausführungen eingegangen werden.

Eine Möglichkeit, ein definiertes Dampf-Gasgemisch herzustellen, besteht darin, die zufließende Menge einer Flüssigkeit in einen Gasstrom zu kontrollieren. Diese Methode hat den Vorteil, von der Umgebungstemperatur nahezu unabhängig zu sein. Der früher oft verwendete Tropfer gehört zu dieser Gruppe Geräte. Leider ist es jedoch konstruktiv nicht möglich, einen Tropfer so auszubilden, daß er bei einer bestimmten Einstellung, d. h. Größe der Ausflußöffnung, immer die gleiche Tropfenzahl abgibt. Auch ändert sich während der Benutzung die Tropfenzahl und die Größe willkürlich, ohne daß an der Einstellung eine Veränderung vorgenommen wird.

Eine verbesserte Ausführung in dieser Hinsicht ist eine mit einem Motor angetriebene Dosierungsspritze, die das flüssige Narkosemittel in den Gasstrom injiziert, sowie Geräte, bei denen die Flüssigkeitsmenge mit Durchflußströmungsmessern dosiert wird.

Bei beiden Methoden besteht der Nachteil, daß es keine Möglichkeit gibt, die Dosierung stufenlos, bzw. in dem weiten Bereich, der erforderlich wäre, mit der notwendigen Genauigkeit durchzuführen.

Im Gedankenexperiment ist dies wie folgt zu verstehen:

Um in einem Gasfluß von 1 l/min eine Konzentration von 0,5 Vol.-% zu erzeugen, ist eine bestimmte Flüssigkeitsmenge x/min erforderlich. Um die gleiche Konzentration von 0,5 Vol.-% in einem Gasfluß von 12 l/min zu erreichen, ist die Flüssigkeitsmenge 12 mal x/min erforderlich. Um aber in diesem Gasfluß von 12 l/min die Konzentration von 3 Vol.-% zu erhalten, ist die Flüssigkeitsmenge 6 mal 12 mal $x/\text{min} = 72x/\text{min}$ erforderlich.

Die Dosierungseinrichtung müßte also in einem Bereich von x — $72x$ stufenlos und genau arbeiten.

Im übrigen müßte auch die Berechnung der benötigten Flüssigkeitsmenge im Verhältnis zur Größe des Gasflusses mit Hilfe eines Diagrammes vorgenommen werden. Der prozentuale Fehler bei der Messung der fließenden Gasmenge führt zu einem gleichgroßen Fehler bei der Berechnung der Konzentration.

Die Praxis hat gezeigt, daß sich bei Geräten, bei welchen die Flüssigkeitsmengen mit Hilfe von Durchflußströmungsmessern dosiert wurde, Störungen durch ungenaues Arbeiten derselben einstellen, da die zu dosierenden Mengen zu klein und damit die Meßröhren zu empfindlich sind.

Abschließend sei noch bemerkt, daß Verdunster, welche zur Einschaltung in die Frischgasleitung entwickelt wurden, auf keinen Fall in das Kreissystem gehören. Dies verbietet sich aus mehreren Gründen. Erstens besitzen diese Verdunster, wie bereits gesagt, einen zu hohen Widerstand, zweitens besteht die Gefahr eines Ansteigens der Konzentration bis zu gefährlichen Werten, drittens können die beschriebenen Verdunster meist nicht geöffnet und gereinigt werden, was bei einem Gerät, welches innerhalb des Kreissystems verwendet wird, möglich sein sollte.

Literatur

Barth, L., u. M. Meyer: Moderne Narkose. Jena: VEB Gustav Fischer Verlag 1965.

Cohen, D. D., and J. E. Groveman: Explosion in an Anesthesia Vaporizer, Anesthesiology **27**, 3, 331–332 (1966).

— Impurity in Halothane Anesthesia, Science **141**, 099, No. 3584 (1963).

Collins, V. J.: Principles of Anesthesiology. Philadelphia: Lea and Febiger 1966.

Eger ii, E. I., and R. M. Epstein: Hazards of Anesthetic Equipment, Anesthesiology **25**, 4, 490–504 (1964).

— Pressure Effect on the Vernitrol Vaporizer, Correspondence, Anesthesiology, **24**, 5, 742 (1963).

Grosskopf, K.: Meßskala der Prüfröhrchen in Milligramm pro Liter oder Teile pro Million, Dräger-Hefte **233**, 5053–5057 (1958).

Hill, D. W., and H. J. Lowe: Comparison of Concentration of Halothane in closed and semiclosed Circuits, during controlled Ventilation, Anesthesiology **23**, 291 (1962).

— Halothane Concentrations obtained with a Dräger „Vapor" Vaporizer, Brit. J. Anaesthesia **35**, 285–289 (1963).

— Der Dräger-Verdunster „Vapor", Der Anaesthesist **13**, 1, 11–15 (1964).

Karl, W. F.: Valve and Bag Assembly for Halothane Vaporizer, Anesthesiology **23**, 584 (1962).

Keenan, R. L.: Prevention of Increased Pressures in Anesthetic Vaporizers with an Unidirectional Valve. Anesthesiology **24**, 5, 732–734 (1963).

Keet, J. E., G. W. Valentine, and J. S. Ricco: Pressure Effect on the Vernitrol Vaporizer, Correspondence. Anesthesiology **24**, 5, 734–735 (1963).

Klaucke, D., H. H. Klinghammer, R. Langer, u. K. Horatz: Halothan-Konzentration bei Narkosen unter primitiven Verhältnissen. Acta anaesth. Scandinav. Proc. II, Suppl. XXIV, 241–248 (1966).

Lewis, J. J., and R. G. Hicks: Malfunction of Vaporizers. Anesthesiology **27**, 3, 324–325 (1966).

Linde, H. W., and R. A. Butler: Residue in Halothane Vaporizers. Anesthesiology **24**, 6, 887 (1963).

Lowe, H. J., L. M. Beckham, Y. H. Han, and J. L. Evers: Vaporizer Performance – closed Circuit Fluothane Anesthesia. Anesth. Analg. **41**, 742 (1962).

Lüder, M.: Bestimmung von Halothandampf-Konzentrationen mit dem Laboratoriumsinterferometer. Der Anaesthesist **13**, 360 (1964).

Macintosh, R. R., u. F. B. Bannister: Grundlagen der Allgemeinnarkose. Berlin: VEB Verlag Volk und Gesundheit 1964.

—, W. W. Mushin, and H. G. Epstein: Physics for the Anaesthesist, 2nd Ed. Oxford: Blackwell 1958.

Munson, W. M.: Cordiac Arrest: Hazard of Tipping a Vaporizer. Anesthesiology **26**, 235 (1965).

Nunn, J. F.: Portable Anaesthetic Apparatus for Use in the Antarctic. Brit. med. J. **1**, 1139 (1961).

Safar, P., and S. J. Galla: Overdose with Ohio Halothane Vaporizer, Anesthesiology **23**, 715 (1962).

Schreiber, P. J.: Zur Arbeit von Lüder: Bestimmung von Halothandampf-Konzentrationen mit dem Laboratoriumsinterferometer. Der Anaesthesist **14**, 9, 284–285 (1965).

Special Article: Hyperbaric Oxygenation: Anesthesia and Drug Effects. Anesthesiology **26**, 812 (1965).

VONDERSCHMITT, H.: Physikalisch-technische Probleme bei der Narkose mit Methoxyfluran. actuelle chirurgie **2**, 4, 211–220 (1967).

WEIS, K.-H., u. P. J. SCHREIBER: Konzentrationsmessungen mit dem Gardener-Universal-Verdunster. Der Anaesthesist **14**, 10, 289–293 (1965).

—, Konzentrationsmessung am Fluotec und Halothan-Vapor in der Überdruckkammer. Der Anaesthesist **16**, 12, 357–359 (1967).

8. KAPITEL

Das Kreissystem

Inhalt: Aufbau des Kreissystems – Anwendungsmöglichkeiten und Widerstände – Beschreibung der Elemente – Konzentration und Wirkungsgrad der Narkosemittel – O_2-Konzentration im Kreissystem – Feuchtigkeit im Kreissystem – Unterschiedlicher Aufbau von Kreissystemen – Kreissystem und Beatmungsgerät

Das Einschalten eines Kreissystemes zwischen Narkoseapparat und Patient spart Gas und flüssiges Narkosemittel. Darüber hinaus wird durch die Benutzung eines Kreissystemes ein höherer H_2O-Gehalt im eingeatmeten Gemisch erreicht.

Der Narkoseapparat versorgt das Kreissystem mit Frischgas. Die Größe des Frischgasflusses ist davon abhängig, nach welcher Methode das Kreissystem benutzt wird. Es ist vorgeschlagen worden, die Methoden wie folgt zu bezeichnen:

Das System wird als „geschlossen" bezeichnet, wenn das Volumen des zufließenden Gases dem Volumen des vom Patienten aufgenommenen Gases plus dem vom Atemkalk absorbierten Volumen entspricht. Es fließt kein Gas aus dem System in die Atmosphäre.

Diese Forderung ist mehr theoretisch, da in den meisten Fällen ein Kreissystem nicht völlig dicht ist. Setzt man ein dichtes System voraus, so ist es sehr schwierig, den Gaszufluß so genau zu kontrollieren, daß er genau dem absorbierten Volumen entspricht.

Als „halbgeschlossen" bezeichnet man ein System, bei welchem der Gasfluß pro Minute kleiner als das Atemvolumen pro Minute ist, überschüssiges Gas aus dem System in die Atmosphäre ausfließt und das im System verbleibende ausgeatmete Gas über einen CO_2-Absorber geleitet wird.

Das System wird als „halboffen" bezeichnet, wenn der Frischgasfluß pro Minute kleiner als das Atemvolumen pro Minute ist, überschüssiges Gas in die Atmosphäre ausfließt, das im System verbleibende Gas jedoch nicht über einen CO_2-Absorber geleitet wird. Diese Methode führt zu einer CO_2-Anreicherung im System.

Ein Kreissystem bezeichnet man dann als „offen", wenn der Frischgasfluß dem Atemminutenvolumen entspricht oder dieses übersteigt.

In Abb. 36 ist der Prototyp eines Kreissystemes dargestellt. Die weißen Pfeile zeigen den Gasfluß während der Einatemphase, die schwarzen

Pfeile während der Ausatemphase. Das gezeigte Schema besteht aus den folgenden Elementen: Kohlensäureabsorber 1a und 1b. Einatemventil 2, Ausatemventil 3, Überschußventil 4, Entlüftungsventil 5, Faltenschlauch 6a und 6b, Atembeutel 7, Y-Stück 8, Atemdruckmesser 9, Atemvolumenmesser 10, Verdunster 11. Diese in Abb. 36 gezeigte Bestückung eines Kreissystemes stellt ein Maximum dar. Die meisten Kreissysteme sind nur mit einem Teil der Elemente ausgestattet.

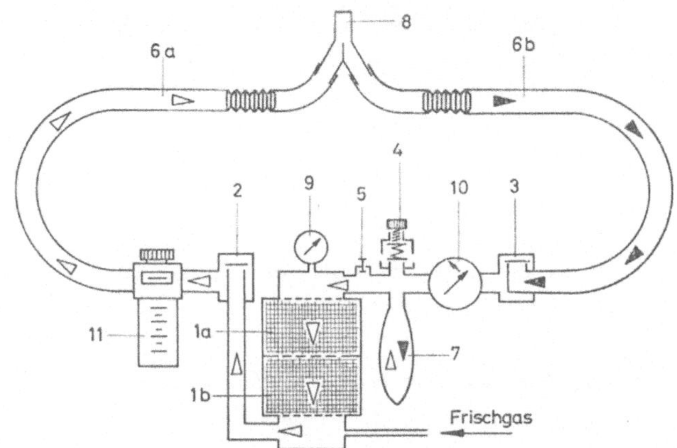

Abb. 36. Schema eines Kreissystems

Um den Patienten bei Spontanatmung nicht zu belasten, soll das Kreissystem einen niedrigen Strömungswiderstand besitzen. Das Messen des effektiv auftretenden Widerstandes bei Spontanatmung ist schwierig, daher werden derartige Messungen mit einem konstanten Gasfluß durchgeführt. Über die Frage, welchen konstanten Gasfluß ein bestimmtes Atemvolumen pro Minute in bezug auf den Widerstand vergleichbar ist, besteht zum Teil noch Unsicherheit. Im folgenden soll das Verhältnis beider Größen bebehandelt werden.

Um einen Widerstand für die Atmung zu beurteilen, interessiert der größte auftretende Widerstand. Da die Strömungsgeschwindigkeit der Atmung näherungsweise in Form einer Sinuskurve abläuft, betrachten wir hierzu das mathematische Gesetz der Sinuskurve.

Abb. 37 zeigt den Geschwindigkeitsablauf einer Atemkurve, wobei angenommen wird, daß die Ausatemzeit das 1,3fache der Einatemzeit beträgt. Der der Einatmung entsprechende positive Teil der Atemkurve kann flächengleich der in Abb. 37 schraffiert dargestellten Sinuskurve vorgestellt werden. Das während einem Cyclus zugeführte Gas entspricht also der Fläche unter dem positiven Teil der Sinuskurve (Schraffur von links unten nach rechts oben), wobei die maximale Gasgeschwindigkeit mit v_{max} und der Zeitabschnitt mit π bezeichnet wird.

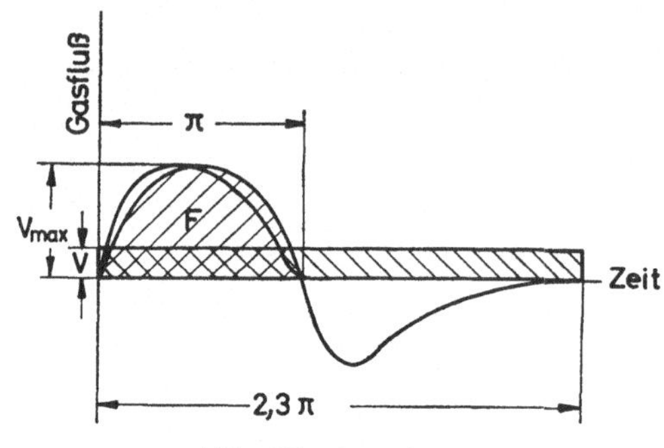

Abb. 37. Atemkurve

Die Fläche F dieses positiven Teiles der Sinuskurve kann wie folgt berechnet werden:

$$F = \int_0^\pi v_{max} \sin\varphi \cdot d\varphi = v_{max} \cdot \Big| -\cos\varphi \Big|_0^\pi = v_{max} \, [1 - (-1)]$$

$$F = 2\, v_{max}.$$

Es wurde vorausgesetzt, daß die Ausatemzeit dem 1,3fachen der Einatemzeit entspricht. Die Zeit für einen Cyclus ist also $2{,}3\pi$.

Die Fläche F unter dem positiven Teil der Sinuskurve ist aber auch flächengleich vorstellbar, als eine Fläche mit konstanter Strömung über die Länge $2{,}3\pi$ mit der Höhe v, wobei der absolute Wert von v dem Atemvolumen pro Minute entspricht.

Setzt man die beiden Flächen gleich, so ergibt sich:

$$2 v_{max} = 2{,}3\pi \cdot v$$
$$v_{max} = 1{,}15 \cdot \pi \cdot v$$
$$v_{max} = 3{,}63 \cdot v$$

Die maximale Geschwindigkeit des Gasflusses während der Einatmung, ausgedrückt in l/min, ist nach dieser Berechnung also das 3,6fache des Atemvolumens pro Minute.

Berechnet man die maximale Geschwindigkeit der Ausatmung in gleicher Weise, so erhält man:

$$2 v_{max\ Ausatmung} = 1{,}77 \cdot \pi \cdot v$$
$$v_{max\ Ausatmung} = 0{,}88 \cdot \pi \cdot v$$
$$v_{max\ Ausatmung} = 2{,}76 \cdot v$$

Die maximale Geschwindigkeit während der Ausatmung ist also geringer als die während der Einatmung.

Im Absorber wird die vom Patienten abgeatmete Kohlensäure absorbiert. Der Absorber soll hier überwiegend nur vom konstruktiven Standpunkt aus betrachtet werden. Die Gleichungen für die chemische Reaktion der Absorptionsmedien können in der Literatur der Herstellerfirmen nachgelesen werden. Zur Einleitung des Absorptionsvorganges im Absorber ist die Gegenwart von H_2O erforderlich. Die auf dem Markt befindlichen Absorptionsmedien enthalten daher ca. 20% H_2O. Das bei der Reaktion freiwerdende Wasser enthält keine ätzenden Bestandteile. Um eine Beurteilung des Verbrauchszustandes der Absorberfüllung zu ermöglichen, sind die Absorptionsmittel normalerweise mit einem Farbindikator versehen. Verbrauchtes Material schlägt in der Farbe um. Bei längerer Unterbrechung des Apsorbtionsvorganges kann der Farbumschlag zurückgehen. Er tritt jedoch bei erneuter Benutzung sofort wieder auf. Trockenes Material verfärbt sich schwächer als feuchtes. 100 g Absorptionsmaterial nehmen ca. 15 l CO_2 auf. Der Durchmesser des Granulates liegt etwa bei 3–6 mm. Das in dem Absorberbehälter befindliche Material füllt ca. 50% des Raumes aus.

Der größte Teil der heute auf dem Markt befindlichen Absorberkanister hat eine Aufnahmefähigkeit in der Größenordnung von 1 l. Das Hintereinanderschalten von 2 derartigen Kanistern erhöht die Wirtschaftlichkeit sowie die Sicherheit, insbesondere bei kleinem Frischgasfluß. Die gebräuchlichsten Dimensionen der Kanister von oben erwähntem Volumen sind: Durchmesser zwischen 10–15 cm, Höhe zwischen 8–15 cm. Bei Hintereinanderschaltung von 2 derartigen gefüllten Kanistern ist der Strömungswiderstand bei einem Gasfluß von 30 l/min kleiner als 0,5 cmWS.

Die Gebrauchsdauer einer Absorberfüllung hängt erheblich von den folgenden Faktoren ab:

1. Von dem vom Patienten abgeatmeten CO_2*-Volumen.*

2. Von der Lage des Überschußventiles im Kreissystem.
Befindet sich das Überschußventil in Gasflußrichtung vor dem Absorber, so wird das Überschußgas vor Durchfließen des Absorbers abströmen. Die Gebrauchsdauer der Füllung wird durch diese Anordnung erhöht.

3. Vom Frischgasfluß.
Bei größerem Frischgasfluß ist eine längere Benutzungsdauer einer Füllung zu erwarten. Erreicht die Größe des Frischgasflusses die Größe des Atemvolumens pro Minute, so wird theoretisch kein Absorptionsmittel verbraucht. Das unter Punkt 3 Gesagte setzt eine Schaltung des Überschußventiles, wie sie unter Punkt 2 beschrieben wurde, voraus.

4. Von der Frage, ob der Patient spontan atmet oder kontrolliert beatmet wird. Befindet sich das Überschußventil nahe dem Patienten, d. h. zwischen Patient und Überschußventil befindet sich kein Richtungsventil, so wird am Ende der Einatemphase bei kontrollierter Beatmung CO_2-freies Frischgas aus dem Überschußventil fließen. Bei der folgenden Exspirationsphase fließt aber das gesamte Exspirationsvolumen über den Absorber. Dies führt zu einer Verkürzung der Benutzungsdauer der Absorberfüllung.

Von einer Herstellerfirma von Absorptionsmitteln wird empfohlen, angebrauchte Absorberfüllungen innerhalb von 3 Tagen zu verbrauchen, die Benutzung nicht häufiger als 4 mal zu unterbrechen und den Absorber während der Zeit der Nichtbenutzung dicht zu verschließen.

Die chemische Reaktion im Absorber ist durch die Reaktionswärme wahrnehmbar. Der arbeitende Absorber ist der Punkt mit der höchsten Temperatur im Kreissystem.

Bei dem größten Teil der heute benutzten Absorber ist entweder der ganze Mantel durchsichtig ausgeführt, oder ein Fenster zur Beobachtung des Farbumschlages angebracht. Um das Reinigen und Desinfizieren zu erleichtern, sollten Absorber leicht zu zerlegen sein und Temperaturen bis zu 120 °C standhalten. Das Reinigen der durchsichtigen Absorbermäntel sollte nicht mit harten Gegenständen erfolgen, um eine Beschädigung der Oberfläche zu vermeiden.

Der Anschluß des Absorbers an das Kreissystem erfolgt durch Schraub- oder Konusanschluß, sowie durch Festklemmen mittels Nocken. Außer beim Konusanschluß ist normalerweise eine elastische Dichtung erforderlich. Der Anschluß soll so ausgebildet sein, daß ein schnelles Auswechseln der Absorber auch während der Narkose möglich ist. Bei Konusverbindungen soll der Konus vor dem Zusammenstecken leicht mit Vaseline gefettet werden. Bei beiden Verbindungen muß darauf geachtet werden, daß sich kein Atemkalk zwischen den Dichtungselementen befindet.

Das Gehäuse des Absorberkanisters selbst, bzw. die angeschlossenen Gehäuse, sollen so ausgebildet sein, daß sich sowohl oberhalb des Kanisters, als auch unterhalb des Kanisters ein freier Raum befindet. Je nach Gasflußrichtung dienen diese Räume zur besseren Gasaufteilung, sowie zur Aufnahme von Kondenswasser und freiwerdendem Wasser von den chemischen Reaktionen. Besitzt das untere Gehäuse keinen weiteren Abfluß für das Wasser, so muß ein Drainagehahn angebracht sein. Die im Absorber befindlichen Siebe sollen so bemessen sein, daß sie einerseits den Widerstand des durchfließenden Gases nicht wesentlich erhöhen, andererseits den Gasfluß auf die ganze Absorberoberfläche aufteilen, sowie das Herausrieseln von Granulat verhindern. Um die Anfeuchtung des Granulates durch heruntersickerndes Kondenswasser zu unterstützen, ist als Gasflußrichtung in Absorbern von oben nach unten empfohlen worden. Andererseits wird davor gewarnt, daß bei der aufgezeigten Gasflußrichtung die Reaktionsfähigkeit des Granulates durch das Verschließen der Poren mit Wasser nachläßt.

Auf dem Markt befinden sich sowohl Absorber, bei welchen die Gasflußrichtung abwärts gerichtet ist, als auch solche, bei denen der Gasfluß entgegengesetzt verläuft.

Man darf sich aber den Gasfluß im Absorber weder kontinuierlich, noch intermittierend in einer Richtung vorstellen. In Wirklichkeit verläuft der Gasfluß sogar oft rückläufig. Betrachten wir uns für diesen Fall Abb. 38. Bei Spontanatmung des Patienten wird das im Absorber befindliche Gas während der Ausatemphase durch das einfließende Frischgas zurückgedrückt, da das Einatemventil geschlossen ist und das Gas in dieser Richtung nicht abfließen kann. Betrachten wir uns ein System mit einem Frischgasfluß von 5 l/min und einer Atemfrequenz von 16 pro Minute, so werden während einer Ausatemphase ca. 180 cm^3 Frischgas in den Absorber zurückfließen. Im gleichen Maße wird das Gas im Absorber zurückgedrückt.

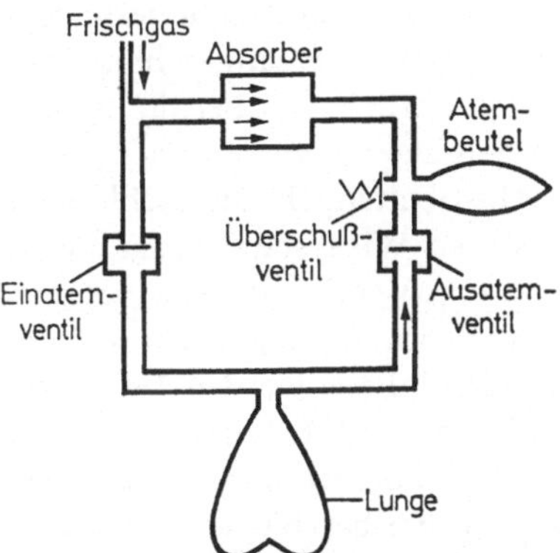

Abb. 38. Rückfluß des Gases im Absorber

Bei manchen Absorbern wird das Gas durch ein in der Mitte des Absorbers angebrachtes Rohr zurückgeführt. Der Vorteil dieser Ausführung ist ein geschlossener wirkendes Bild der Einheit. Der Nachteil ist, daß sich diese Kanister meist schlecht füllen lassen, und darüber hinaus die Gefahr besteht, daß sich zwischen Rohr und Granulat ein Kanal bildet, durch welchen das Gas fließt, ohne daß das darin befindliche CO_2 absorbiert wird.

In den letzten Jahren wurden von einigen Firmen sogenannte Wegwerfpackungen für Atemkalk auf den Markt gebracht. Die Packungen enthalten ca. 1 l Absorberkalk in einem durchsichtigen Plastikgehäuse.

Diese Fertigpackung wird anstatt der üblichen Kanister in die Absorbereinheit eingeklemmt und nach der Benutzung mit dem Plastikgehäuse weggeworfen.

Die Richtungsventile

Die Richtungsventile im Kreissystem können sich entweder in Y- bzw. T-Stück nahe dem Patienten befinden, oder an der eigentlichen Absorbereinheit angeschlossen sein. In letzterem Falle sind sie vom Patienten durch die Faltenschläuche getrennt. Die theoretisch vorteilhaft erscheinende patientennahe Anordnung hat einige Nachteile. Die Ventileinheit macht sich normalerweise an der Maske oder am Kathedereingang störend bemerkbar. Da die Einheit lageunabhängig sein muß, kann nur mit federbelasteten Ventilen gearbeitet werden, bzw. die Ventilscheiben müssen aus einer Gummiverbindung bestehen, welche gegen den Ventilsitz leicht vorgespannt ist. Die Abmaße des Ventilstückes können nicht unbegrenzt groß gehalten werden, daher sind oft die freien Querschnitte dieser Ventile kleiner, als sie eigentlich sein sollten. Dies kann zu einer Erhöhung des Atemwiderstandes führen. Befinden sich die Ventile im Y-Stück, so ist die Gasflußrichtung im Kreissystem nicht festgelegt, da das Y-Stück in beiden Richtungen an die Schläuche angeschlossen werden kann. Wie wir im folgenden noch sehen werden, ist aber die Richtung des Gasflusses im System von großer Bedeutung.

Bei den an die Absorbereinheit angeschlossenen Richtungsventilen wird aus Rücksicht auf den Widerstand meist auf die Verwendung einer Schließfeder verzichtet. Die Ventile werden lagegebunden so angeordnet, daß die Ventilplatte durch ihr Eigengewicht auf dem Ventilsitz aufliegt. Als Material für die Ventilplatte werden Glimmer, Nylon oder andere hochwertige Kunststoffe verwendet. Glimmer ist wegen seiner von Natur aus planen, sauberen und korrosionsbeständigen Oberfläche am besten geeignet. Metall- oder Teflonbeschichtungen machen Glimmerscheiben besser sichtbar. Die obere Verschlußkappe der Richtungsventile ist normalerweise aus durchsichtigem Material gefertigt, um die Ventilfunktion sichtbar zu machen. Dieses Material sollte, um die Sterilisation zu ermöglichen, ohne Verformung bis 120 °C erhitzbar sein.

Bei einer nicht beabsichtigten CO_2-Anreicherung im System muß neben einer verbrauchten Absorberfüllung stets auf ein funktionsuntüchtiges Ventil geschlossen werden.

Ventilsitz und Ventilplatte sollen in regelmäßigen Abständen gereinigt werden. Der Niederschlag der Atemfeuchtigkeit im Ausatemventil kann zu einem Festkleben der Ventilplatte führen.

Überschußventil

Sieht man von Überschußventilen ab, welche patientennahe am Y-Stück angebracht oder angeschlossen sind, so ist die richtige Position des Überschußventils hinter dem Ausatemventil in Gasflußrichtung. Der folgende Abschnitt bezieht sich auf eine diesbezügliche Anordnung.

Das Kreissystem kann im Mittel nur ein bestimmtes Gasvolumen aufnehmen. Da durch die Frischgasleitung kontinuierlich Gas zufließt, muß ein entsprechendes Gasvolumen an anderer Stelle des Systemes ausfließen. Dies geschieht durch das Überschußventil. Das Überschußventil ist ein federbelastetes Rückschlagventil mit einstellbarem Öffnungsdruck.

Bei Spontanatmung ermöglicht das Ventil das Ausfließen des überschüssigen Gases am Ende der Ausatemphase. Für diesen Fall soll das Ventil auf einen möglichst niedrigen Öffnungsdruck einstellbar sein. Bei kontrollierter Beatmung mit Hilfe des Atembeutels, sowie bei der Verwendung einfacherer Geräte fließt das Gas am Ende der Einatemphase aus dem System. Der gewünschte maximale Beatmungsdruck wird dabei am Ventil eingestellt. Die Einstellung des Öffnungsdruckes geschieht durch unterschiedliche Vorspannung der Schließfeder des Ventiles.

Über die Geschwindigkeit des ausfließenden Gases besteht im allgemeinen Unklarheit, daher soll diese im folgenden in einem Beispiel rechnerisch behandelt werden.

Abb. 39 zeigt eine Kurve der Gasgeschwindigkeit bei Spontanatmung. Auf der Ordinate ist die Geschwindigkeit in l/min aufgetragen, während die Abszisse die Zeit angibt. Die Zeit für einen Atemcyclus ist als 2,3 π angenommen, wobei das Verhältnis Einatemzeit zu Ausatemzeit 1:1,3 beträgt. Der positive Teil der Kurve stellt die Einatmung, der negative die Ausatmung dar.

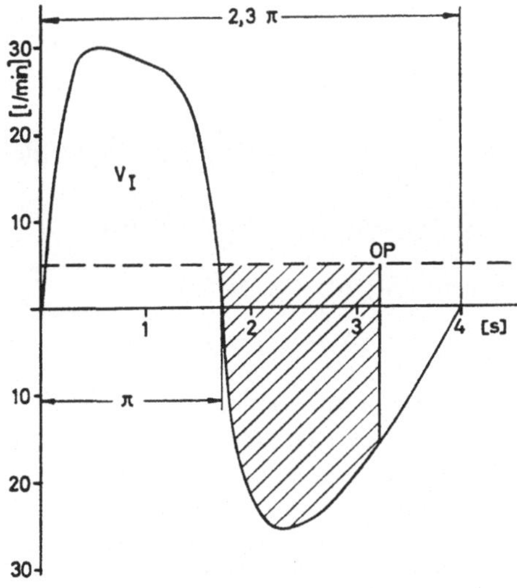

Abb. 39. Ausfluß des Gases aus einem Überschußventil

Die Fläche unter der Kurve von 0 bis π ist flächengleich dem Teil π bis 2,3 π. Beide dieser Flächen geben das Atemvolumen pro Cyclus an. Die Amplituden in jedem Punkt der Kurve zeigen die entsprechende Geschwindigkeit zum jeweiligen Zeitpunkt.

Abb. 40 zeigt den prinzipiellen Aufbau eines Kreissystems. Das vom Patienten eingeatmete Gas besteht aus zwei Gasteilströmen. Ein erster Gasfluß „A“ kommt aus dem Atembeutel des Kreissystems, während ein zweiter Gasfluß „B_1“ über die Frischgasleitung zugeführt wird. Je größer der Frischgasfluß „B_1“, um so kleiner wird der Gasteilfluß „A“ sein, welcher aus dem Atembeutel entnommen wird.

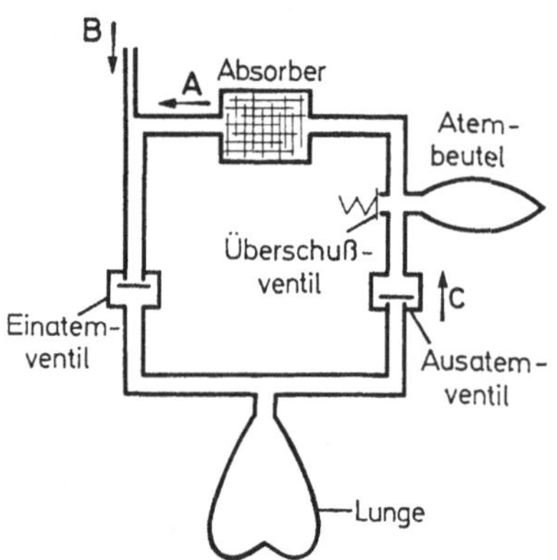

Abb. 40. Gasfluß in einem Kreissystem

Im Diagramm Abb. 39 ist der Frischgasfluß als gestrichelte Linie dargestellt. Die Größe des aus dem Atembeutel kommenden Gasteilflusses „A“ kann wie folgt berechnet werden:

Das eingeatmete Volumen ist als die Fläche unter der Atemkurve von $0 - \pi = V_1$ zu verstehen.

Der Anteil des Frischgasflusses „B_1“ ist dabei $f \cdot \pi$.

Folglich ist der Teilfluß „A“:

$$A = V_1 - f \cdot \pi$$

Dieses gleiche Volumen muß in den Beutel zurückfließen, bevor der nötige Druck zum Öffnen des Überschußventiles erreicht ist. Während der Ausatmung wird der Beutel aber durch zwei Gasteilströme gefüllt. Diese zwei Gasteilströme sind der Gasfluß „C“ der Ausatmung des Patienten einerseits, und der Frischgasfluß „B_2“ andererseits. Der Atembeutel ist gefüllt, wenn die Fläche unter der Ausatemkurve dem Volumen $V_1 - f \cdot \pi$ während der Einatmung entspricht, wobei die vorerwähnte

Fläche von der Ausatemkurve einerseits und der gestrichelten Linie für den Frischgasfluß andererseits begrenzt wird. In unserem Diagramm ist dieses Gebiet von π bis OP (Öffnungspunkt) von links unten nach rechts oben schraffiert dargestellt.

Ist dieser Öffnungspunkt erreicht, fließen die beiden Gasteilströme „C" und „B_2" nicht weiter in den Atembeutel, sondern über das Überschußventil in die Atmosphäre. Die Geschwindigkeit des Gasflusses kann dabei im Diagramm als Abstand zwischen der gestrichelten Linie und der Ausatemkurve gefunden werden.

Das Beispiel aus Diagramm Abb. 39 soll im folgenden dazu benutzt werden, um eine solche Kurve mit Hilfe von Maßstäben zu diskutieren und auszuwerten.

Unter Maßstab verstehen wir:

$$\text{Maßstab} = \frac{\text{dargestellte Größe}}{\text{darstellende Größe}}$$

oder wenn bestimmte Werte aus einem Diagramm entnommen wurden; dargestellte Größe = darstellende Größe × Maßstab.

Der Maßstab für den Gasfluß auf der Ordinate sei:

$$\frac{10\,\text{l/min}}{1\ \text{cm}}$$

oder 1 cm entspricht 10 l/min.

Der Maßstab für die Zeit auf der Abszisse ist:

$$\frac{1\ \text{min}}{72\ \text{cm}}$$

oder 72 cm entspricht 1 min.

Da die Fläche unter der Kurve dem Gasvolumen entspricht, erhalten wir den Maßstab für das Volumen, indem wir die beiden Maßstäbe miteinander multiplizieren. Wir erhalten dann für den Maßstab des Volumens:

$$\frac{1\ \text{l}}{7{,}2\,\text{cm}^2}$$

oder 7,2 cm^2 entsprechen 1 l.

Im Diagramm Abb. 39 sind die folgenden Werte gegeben:

Der Frischgasfluß = 5 l/min als gestrichelte Linie.

Die Zeit für einen Cyclus ist 4 sec und damit die Frequenz $15\,\frac{1}{\text{min}}$.

Zählen wir die Quadratzentimeter unter dem positiven Teil der Kurve aus, so erhalten wir ca. 4,8 cm². Hieraus können wir das eingeatmete Volumen berechnen, indem wir den gefundenen Wert mit dem Maßstab für das Volumen multiplizieren

$$4{,}8\,\mathrm{cm}^2 \cdot \frac{1\,\mathrm{l}}{7{,}2\,\mathrm{cm}^2} = 0{,}667\,\mathrm{l}.$$

Multiplizieren wir diesen Wert mit der Frequenz, so erhalten wir das Atemvolumen pro Minute.

$$0{,}667\,\mathrm{l} \cdot 15\,\frac{1}{\mathrm{min}} = 10\,\mathrm{l/min}.$$

Wie oben erwähnt, öffnet das Überschußventil, nachdem der Atembeutel gefüllt ist. In unserem Diagramm wird dieser Punkt etwa 3,2 sec nach Beginn des Atemcyclus erreicht.

Die Geschwindigkeit des ausströmenden Gases kann gefunden werden, indem man den Abstand zwischen der gestrichelten Linie (Frischgasfluß) und der Ausatemkurve mißt und diesen Wert in Zentimeter mit dem Maßstab für den Gasfluß multipliziert:

$$2{,}0\,\mathrm{cm} \cdot \frac{10\,\mathrm{l/min}}{1\,\mathrm{cm}} = 20\,\mathrm{l/min}.$$

Unmittelbar nach Öffnen des Ventiles nimmt die Geschwindigkeit ab, wie aus dem Kurvenverlauf ersichtlich.

Überschußventile sind teilweise mit einer Einstellskala, welche in cm H_2O justiert ist, versehen. Diese Skala gilt nur für einen Mittelwert des Gasdurchflusses, da der Ventilwiderstand nicht nur vom Öffnungsdruck, sondern auch vom Strömungswiderstand abhängig ist. Die Differenz zwischen Ventileinstellung und wirklichem Druck im System ist mitunter am Druckmesser feststellbar. Bei einem konstruktiv gut dimensionierten Ventil ist die Differenz jedoch unbedeutend.

Für die Beatmung während der Narkose werden zum Teil Geräte mit einem eigenen Überschußventil verwendet. An den meisten Kreissystemen sind daher die Überschußventile so ausgeführt, daß sie für obigen Fall abgesperrt werden können.

Das aus dem Ventil ausströmende Gas kann durch seine Zusammensetzung zu einer Belästigung des Anaesthesisten führen. Ein Abfiltern gewisser Bestandteile wäre zu kostspielig und würde einen erheblichen Aufwand erfordern. Die Lösung für die Zukunft wird sein, das aus dem System ausfließende Gas in einen Abzug zu leiten.

Bei Nichtgebrauch soll das Überschußventil immer auf den niedrigsten Öffnungsdruck eingestellt werden. Auf diese Weise wird die Feder des Ventiles geschont und eine Änderung in der Justierung vermieden.

Neben dem beschriebenen Überschußventil besitzen manche Kreissysteme ein zusätzliches Entlüftungsventil, mit dessen Hilfe die Atemmittellage bei Verwendung bestimmter Beatmungsgeräte schnell korrigiert werden kann. Eine weitere Anwendung des Ventiles ist die schnelle Entleerung des Systems, wenn eine Spülung mit O_2 erforderlich ist.

Die Faltenschläuche

Um den Atemwiderstand niedrig zu halten, sollen Faltenschläuche einen Innendurchmesser von mindestens 20 mm haben. Faltenschläuche sollen flexibel sein, dabei aber nicht leicht abknicken. Die im Hinblick auf die Explosionssicherheit geforderte Leitfähigkeit bedingt bestimmte Zusätze im Material, welche sich negativ auf die Lebensdauer auswirken.

Bei der Beatmung mit kleinen Volumina sollte man sich bewußt sein, daß Faltenschläuche mitatmen. Dieses „Totvolumen" wird je nach der Anordnung des Volumenmeßgerätes mitgemessen. Das Mitatmen des Schlauches zwischen Beatmungsgerät und Kreissystem wird vom Meßgerät nicht registriert.

Ist das Atemvolumenmeßgerät patientennahe am Y-Stück angebracht, so wird nur das Mitatmen des Einatemschlauches gemessen. Befindet sich dieses Meßgerät an der Absorbereinheit in Gasflußrichtung hinter dem Ausatemschlauch, so wird das Mitatmen von Einatemschlauch und Ausatemschlauch mitgemessen.

Zur Wartung und Behandlung von Faltenschläuchen, sowie anderen Gummiteilen werden von den Herstellerfirmen die folgenden Hinweise gegeben:

1. Nichtbenutzte oder Reserveteile sollen in einem kühlen und dunklen Raum aufbewahrt werden.

2. Sonnenlicht oder andere UV-Strahlungen schaden dem Material. Eine direkte Bestrahlung soll daher vermieden werden. Aufbewahrung in der Nähe einer Heizung ist ungünstig.

3. Der Kontakt mit Fetten oder Lösungsmitteln ist zu vermeiden.

4. Die Reinigung erfolgt am besten mit Wasser und Seife.

5. Ein Strecken des Gummiteiles reduziert die elektrische Leitfähigkeit.

6. Gummiteile nehmen den Dampf flüssiger Narkosemittel auf, bis sich ein Gleichgewicht zwischen umgebender Atmosphäre und Konzentration im Gummiteil ergibt. Nach Abschalten des Verdunsters wird dieser Dampf vom Gummiteil wieder abgegeben. Dies kann zu einer ungewollten Verlängerung der Narkose führen. Gefährlich kann dieser Vorgang dann werden, wenn ein Schlauch, welcher in einem Non-Rebreathing-System in Verbindung mit Trichloräthylen verwendet wurde, anschließend in ein Kreissystem mit Absorber eingeschaltet wird.

Der Atembeutel

Atembeutel werden aus elektrisch leitfähigen Gummiverbindungen hergestellt. Der Beutel soll in bezug auf Formgebung und Material so elastisch sein, daß während der Ausatemphase durch das Einfließen des Gases kein Druckanstieg im System erfolgt.

Die heute verwendeten Beutelgrößen liegen zwischen 0,5 und 5 l Volumeninhalt.

Zu große Beutel verlängern die Zeit, welche zwischen einer Änderung der Konzentrationseinstellung an Meßröhren oder Verdunstern und Erreichen des Gleichgewichtes im Kreissystem auftritt.

Der Atemvolumenmesser

Während der Narkose ist die fortlaufende Kontrolle des Atemvolumens pro Minute sowohl bei Spontanatmung als auch bei künstlicher Beatmung von Vorteil. Die zur Überwachung bestimmten Geräte sollen in die Ausatemleitung eingeschaltet sein. Bei dieser Anordnung wird das vom Patienten ausgeatmete Gasvolumen gemessen. Eine Undichtigkeit zwischen Beatmungsgerät und Patient bei künstlicher Beatmung kann so leicht erkannt werden.

Konstruktiv stellen die Atemvolumenmesser einen Kompromiß zwischen geringem Durchflußwiderstand und Genauigkeit dar. Die bekannten Geräte besitzen meist zwei Skalen mit verschiedenem Meßbereich. Zum Beispiel 1 l und 10 l je Zeigerumdrehung. Die Messung wird durch eine eingebaute Stoppeinrichtung erleichtert, mit deren Hilfe der Zeiger vor Beginn der Messung auf Null geschaltet werden kann.

Atemvolumenmesser sind für intermittierenden Gasfluß justiert, es ist also nicht ohne weiteres möglich, ihre Genauigkeit mit konstantem Gasfluß zu prüfen. Besonders bei kleinem Durchsatz werden sich Differenzen zwischen konstantem und intermittierendem Fluß bei gleichem Volumen pro Zeiteinheit ergeben.

Hauptursache für Ungenauigkeit oder Ausfall der Volumenmesser ist die Feuchtigkeit im System. Zum Teil werden die Gehäuse derartiger Meßgeräte durchsichtig ausgeführt, um den Anfall von Flüssigkeit sichtbar zu machen. Manche Geräte besitzen einen Bypaß, der es erlaubt, das Meßwerk nur während des tatsächlichen Meßvorganges einzuschalten. Bei einer anderen Ausführung wird mit Hilfe einer eingebauten Heizung das Kondensieren von Wasserdampf verhindert.

Über diese Sicherheitsvorkehrungen hinaus empfiehlt es sich, derartige Meßgeräte, wenn sie nicht benutzt werden, in der Nähe einer Heizung unterzubringen, um sie auf diese Weise auszutrocknen.

Die Dämpfe flüssiger Narkosemittel, wie Äther, Halothan und Methoxyfluran in hohen Konzentrationen, bilden eine weitere Gefahr für das

Meßwerk von Volumenmessern. Nach Beendigung der Narkose sollte daher unbedingt der Verdunster geschlossen werden.

Eine Spezialausführung eines Atemvolumenmessers ermöglicht es, die gemessenen Werte elektrisch auf ein Schreibgerät zu übertragen und somit zu registrieren.

Die im Kreissystem eingeschalteten Verdunster

In Kapitel 7 wurden die in die Frischgasleitung eingeschalteten Verdunster beschrieben. Eine zweite Möglichkeit der Verwendung von Verdunstern ist das Einschalten in das Kreissystem. Ein großer Teil des bereits Gesagten gilt für beide Verwendungsmöglichkeiten. Die Besonderheiten der Einschaltung in das Kreissystem sollen im folgenden herausgestellt werden. Der Verdunster muß in diesem Falle einen niedrigen Strömungswiderstand besitzen, leicht demontierbar und leicht zu reinigen, sowie leicht zu desinfizieren sein.

Da ein Teil des Gases, abhängig vom Atemvolumen pro Minute und von der Größe des Frischgasflusses, wiederholt durch den Verdunster fließt, ist es unmöglich, derartige Geräte in Konzentrationswerten zu justieren.

Diese Tatsache, sowie die Kondensation von Wasser im Verdunster sind die entscheidenden Nachteile dieser Schaltung. Durch den im Verdunster auftretenden Temperaturabfall kondensiert in ihm ein Teil der Ausatemfeuchtigkeit. Abgesehen von Äther haben alle flüssigen Narkosemittel ein spezifisches Gewicht, welches größer als Wasser ist. Die Flüssigkeitsoberfläche dieser Medien wird im Laufe der Narkose durch das spezifisch leichtere Wasser verschlossen. Die Folge davon ist, daß der Verdunster in seiner Leistung stark zurückgeht. Außerdem läßt sich nach der Narkose das Wasser nur schwer vom Narkosemittel trennen.

Da bei der Einschaltung des Verdunsters in das Kreissystem die Nachteile überwiegen, wird dieser Aufbau heute seltener als früher verwendet.

Einen Vorteil hat diese Schaltung bei Verwendung von Äther und Methoxyfluran in Verbindung mit extrem niedrigem Frischgasfluß. Bei diesen Medien kann unter Umständen bei kleinem Frischgasfluß die erforderliche Konzentration im Kreissystem nicht erreicht werden, wenn der Verdunster in die Frischgasleitung eingeschaltet ist.

Die Höhe der Konzentration des Narkosemittels, welche sich im Kreissystem einstellt, ist von vier Faktoren abhängig: Verdunstereinstellung, Frischgasfluß, Atemvolumen pro Minute und Differenz zwischen ausgeatmeter und eingeatmeter Konzentration.

Es sei darauf hingewiesen, daß die folgende Aufstellung nur für ein Kreissystem mit einem in das System eingeschalteten Verdunster gilt.

Ein Ansteigen der Konzentration des Narkosemittels im Kreissystem kann wie folgt entstehen:

1. Erhöhung der vom Verdunster abgegebenen Konzentration.

2. Absinken des Frischgasflusses.

3. Erhöhung des Atemvolumens pro Minute.

4. Kleinerwerden der Differenz zwischen ausgeatmeter Konzentration und eingeatmeter Konzentration.

Am leistungsfähigsten ist ein Verdunster im Kreissystem dann, wenn er in der Einatemseite in Gasflußrichtung hinter dem Einlaß für das Frischgas angebracht ist. Wird der Verdunster auf der Ausatemseite eingeschaltet, so fließt ein Teil des durch den Verdunster gesättigten Gases aus dem Überschußventil aus. Darüber hinaus wird das im System verbleibende Gas durch den später hinzukommenden Frischgasfluß verdünnt.

In das Kreissystem eingeschaltete Verdunster werden als selbstkompensierend oder selbstkontrollierend bezeichnet. Die Bezeichnung geht auf die oben erwähnte Tatsache zurück, daß bei einem Absinken des Atemvolumens pro Minute die Konzentration im Kreissystem sinkt. Dies gilt natürlich nicht, wenn die Atmung des Patienten assistiert wird. Es sei darauf hingewiesen, daß bei einer Hyperventilation durch künstliche Beatmung die Konzentration im Kreissystem erhöht wird, wenn der Verdunster im Kreissystem eingeschaltet ist.

Über die Konzentrationen von Narkosemitteln im Kreissystem wurden von Mushin und Galloon sowie von Mapleson grundlegende Arbeiten veröffentlicht.

Mit Hilfe der von den Autoren abgeleiteten Gleichungen ist es möglich, die Konzentrationen von Narkosemitteln im Kreissystem zu berechnen. Die Gleichungen basieren auf der Voraussetzung, daß vom Patienten ein bestimmtes Volumen an Dampf des Narkosemittels pro Vol.-% Konzentration und pro Minute aufgenommen wird. Diese zum Teil medizinischen Voraussetzungen als Berechnungsgrundlage würden über den Rahmen dieser Betrachtungen hinausgehen. Im folgenden Abschnitt soll der Funktionsablauf im Kreissystem rein mechanisch erklärt werden. In der Technik ist es üblich, schwer zu übersehende Vorgänge in Ersatzschaubildern darzustellen und sie damit der rechnerischen Betrachtung zugängig zu machen.

In Abb. 41 und Abb. 42 sind die Einatem- und Ausatemphase in einem Kreissystem mit Hilfe eines solchen Ersatzschaubildes dargestellt. Anhand der Abbildungen soll die Abhängigkeit der Faktoren – Frischgasfluß, Verdunsterkonzentration, Konzentration im Kreissystem und Atemminutenvolumen – untersucht werden. Um die Betrachtungen zu erleichtern, sind folgende Vorgänge im Schema und den Rechnungen vereinfacht. Erstens wurde auf die Berücksichtigung der CO_2-Absorption und damit auf die Volumenverringerung im Absorber verzichtet. Zweitens wurde bei den Betrachtungen in bezug auf das fließende Gas das eingeatmete Volumen

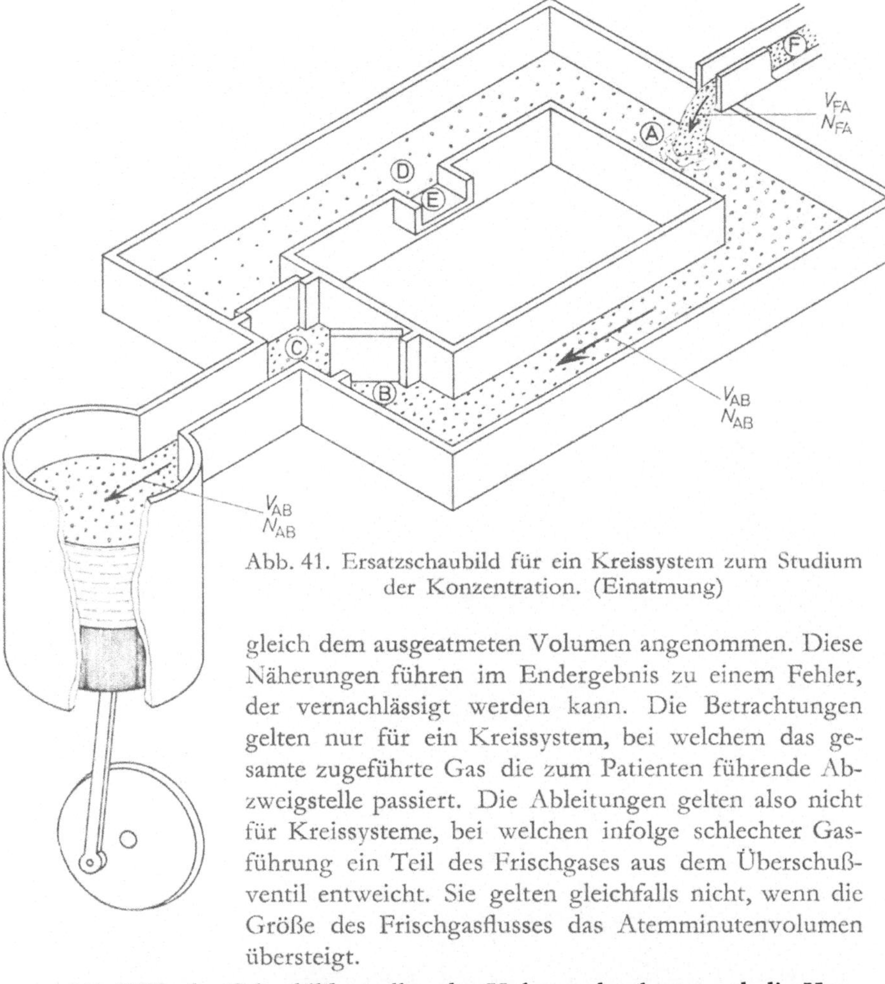

Abb. 41. Ersatzschaubild für ein Kreissystem zum Studium der Konzentration. (Einatmung)

gleich dem ausgeatmeten Volumen angenommen. Diese Näherungen führen im Endergebnis zu einem Fehler, der vernachlässigt werden kann. Die Betrachtungen gelten nur für ein Kreissystem, bei welchem das gesamte zugeführte Gas die zum Patienten führende Abzweigstelle passiert. Die Ableitungen gelten also nicht für Kreissysteme, bei welchen infolge schlechter Gasführung ein Teil des Frischgases aus dem Überschußventil entweicht. Sie gelten gleichfalls nicht, wenn die Größe des Frischgasflusses das Atemminutenvolumen übersteigt.

Mit Hilfe der Schaubilder sollen der Volumendurchsatz und die Konzentration an Narkosemittel an den einzelnen Punkten des Systems untersucht werden.

Aus den Abbildungen ergibt sich in bezug auf den Gasfluß:

a) Der Zufluß des Gases durch die Frischgasleitung erfolgt kontinuierlich.

b) Das aus dem Kreissystem ausfließende Volumen entspricht etwa dem zufließenden Volumen. Das Ausfließen des Gases erfolgt bei Spontanatmung am Ende der Ausatemphase, bei künstlicher Beatmung am Ende der Einatemphase.

c) Der Gasfluß im System erfolgt intermittierend im Rhythmus der Atmung. Der Gasfluß pro Minute zwischen Punkt A und Punkt B entspricht dem Gas-

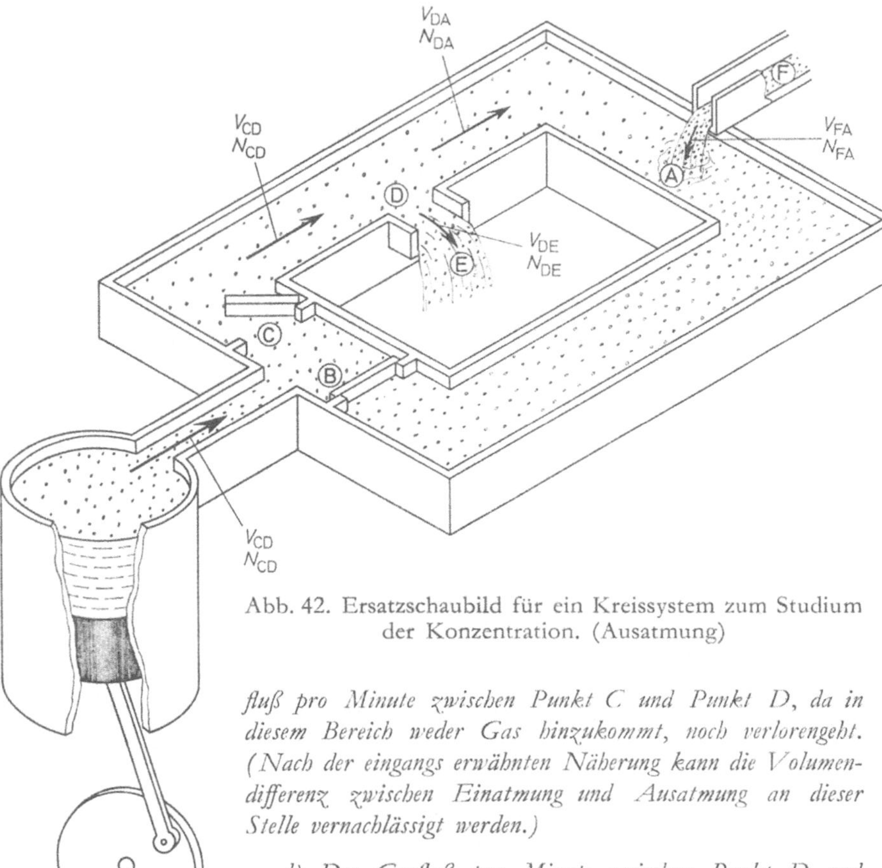

Abb. 42. Ersatzschaubild für ein Kreissystem zum Studium der Konzentration. (Ausatmung)

fluß pro Minute zwischen Punkt C und Punkt D, da in diesem Bereich weder Gas hinzukommt, noch verlorengeht. (Nach der eingangs erwähnten Näherung kann die Volumendifferenz zwischen Einatmung und Ausatmung an dieser Stelle vernachlässigt werden.)

d) Der Gasfluß pro Minute zwischen Punkt D und Punkt A ist kleiner als der übrige Gasfluß im System, da ein Teil des Gases aus dem Überschußventil entweicht.

Aus den Abbildungen ergibt sich in bezug auf die Konzentration an Narkosemittel:

a) Die Konzentration an Narkosemittel ist im zufließenden Gas höher als im Kreissystem. Nur im Grenzfall, wenn der Gaszufluß die Größe des Atemminutenvolumens erreicht, stimmen Konzentration im Gaszufluß und Konzentration im Kreissystem überein.

b) Die Konzentration an Narkosemittel zwischen Punkt A und Punkt B ist höher als zwischen Punkt C und Punkt D, bzw. zwischen Punkt D und A, da vom Patienten ein Teil des Narkosedampfes aufgenommen wird.

c) Die Konzentration zwischen Punkt C und Punkt D stimmt mit der Konzentration zwischen Punkt D und Punkt A überein. Die gleiche Konzentration hat auch das aus dem Überschußventil ausfließende Gas.

Mit Hilfe der bisherigen Betrachtungen können wir folgende Feststellungen treffen. Das Überschußventil muß in Gasflußrichtung vor der Einmündungsstelle der Frischgasleitung angebracht sein, da nur so Gas mit der geringsten Konzentration an Narkosemittel ausströmt, und somit am wenigsten Narkosemittel verloren geht. Der Absorber wird am günstigsten zwischen Überschußventil und Einmündungsstelle der Frischgasleitung eingeschaltet, da an dieser Stelle am wenigsten Gas fließt – dies ist im Hinblick auf den Widerstand wichtig – und ein Teil mit CO_2 angereichertem Gas bereits durch das Überschußventil ins Freie abgeströmt ist. Bei dieser Schaltung wird also am wenigsten Atemkalk verbraucht.

In den Abbildungen, sowie in den folgenden Gleichungen bedeuten:

V = das Volumen des fließenden Gas-Dampfgemisches l/min
(Die Indici bezeichnen den Abschnitt, in welchem der Gasfluß betrachtet wird.)

N = Volumen des zu untersuchenden Dampfes des Narkosemittels l/min
(Die Indici bezeichnen den Abschnitt, in welchem der Gasfluß betrachtet wird.)

K = Konzentration des Narkosemittels Vol.-%
(Die Indici bezeichnen den Abschnitt, in welchem der Gasfluß betrachtet wird.)

F_1 = der Quotient aus ausgeatmeter Konzentration dividiert durch die eingeatmete Konzentration $= K_{CD}$ dividiert durch K_{AB}, oder, da das eingeatmete Volumen gleich dem ausgeatmeten Volumen ist, kann man auch sagen, $F_1 = N_{CD}$ dividiert durch N_{AB}.

F_2 = der Quotient aus dem Volumen des zufließenden Gas-Dampfgemisches V_{FA} dividiert durch das Atemminutenvolumen $V_{AB} = V_{CD}$.

Das vom Patienten eingeatmete Volumen an Narkosedampf N_{AB} setzt sich zusammen aus dem durch die Frischgasleitung zufließenden Dampfvolumen N_{FA} und dem vom Überschußventil her zufließenden Dampfvolumen N_{DA}. Für das eingeatmete Volumen an Narkosedampf ergibt sich also:

$$N_{AB} = N_{FA} + N_{DA}.$$

Das Dampfvolumen N_{DA} ergibt sich aber aus der Menge des ausgeatmeten Narkosedampfes N_{CD} weniger dem aus dem Überschußventil ausströmenden Narkosedampf N_{DE}

$$N_{DA} = N_{CD} - N_{DE}.$$

In die Gleichung für N_{AB} eingesetzt, ergibt sich:

$$N_{AB} = N_{FA} + N_{CD} - N_{DE}.$$

Für das Verhältnis des ausgeatmeten Dampfvolumens pro Minute N_{CD} zum eingeatmeten Dampfvolumen pro Minute N_{AB} hatten wir den Faktor

$$F_1 = \frac{N_{CD}}{N_{AB}}$$

gewählt.

Damit können wir in obige Gleichung für N_{CD} gleich $N_{AB} \cdot F_1$ einsetzen.

$$N_{AB} = N_{FA} + N_{AB} \cdot F_1 - N_{DE}.$$

Für das Verhältnis des dem Kreissystem zugeführten Gesamtgasflusses (Gas + Dampf) V_{FA} zu dem Atemminutenvolumen V_{AB} hatten wir den Faktor

$$F_2 = \frac{V_{FA}}{V_{AB}}$$

gewählt.

Da das aus dem Überschußventil ausfließende Gasvolumen V_{DE} dem zufließenden Gasvolumen V_{FA} entspricht, kann man mit Hilfe des Faktors F_2 die aus dem Überschußventil ausfließende Menge an Narkosedampf N_{DE} berechnen

$$N_{DE} = N_{CD} \cdot F_2.$$

Setzen wir dies in unsere Gleichung für N_{AB} ein, so ergibt sich:

$$N_{AB} = N_{FA} + N_{AB} \cdot F_1 - N_{CD} \cdot F_2.$$

Da wir aber für N_{CD} gleich $N_{AB} \cdot F_1$ setzen können, ergibt sich weiter:

$$N_{AB} = N_{FA} + N_{AB} \cdot F_1 - N_{AB} \cdot F_1 \cdot F_2.$$

Löst man diese Gleichung nach N_{AB} auf, so erhält man für das eingeatmete Volumen an Dampf des Narkosemittels

$$N_{AB} = \frac{N_{FA}}{1 - F_1 + F_1 \cdot F_2}.$$

In der Praxis sind aber die Volumina an Narkosedampf nicht bekannt. Die Gleichung muß also nach Vol.-% aufgelöst werden.

Für die Konzentration an Narkosedampf im Gas-Dampfgemisch, welches dem Kreissystem zugeführt wird, kann man sagen:

$$K_{FA} = \frac{N_{FA}}{V_{FA}} \text{ oder } N_{FA} = K_{FA} \cdot V_{FA}.$$

Für die Konzentration an Narkosedampf im eingeatmeten Gas-Dampfgemisch kann man sagen:

$$K_{AB} = \frac{N_{AB}}{V_{AB}} \text{ oder } N_{AB} = K_{AB} \cdot V_{AB}.$$

Setzen wir diese Werte in obige Gleichung ein, so ergibt sich:

$$K_{AB} = \frac{K_{FA} \cdot V_{FA}}{V_{AB}(1 - F_1 + F_1 \cdot F_2)}$$

Da wir für $F_2 = \frac{V_{FA}}{V_{AB}}$ setzen können, ergibt sich abschließend für die eingeatmete Konzentration an Narkosedampf

$$K_{AB} = \frac{K_{FA} \cdot V_{FA}}{V_{AB}(1 - F_1) + F_1 \cdot V_{FA}} \text{ Vol.-\%} \qquad (8)$$

oder für die entgegengesetzten Bedingungen, wenn eine bestimmte Einatemkonzentration gefordert ist, und nach Kenntnis der übrigen Bedingungen die am Verdunster einzustellende Konzentration bestimmt werden soll:

$$K_{FA} = \frac{K_{AB} \cdot V_{AB}(1 - F_1) + F_1 \cdot V_{FA}}{V_{FA}} \text{ Vol.-\%} \qquad (9)$$

Bei der Benutzung der beiden Gleichungen sollte man sich darüber im klaren sein, daß das Volumen V_{FA} nicht nur aus dem Wert besteht, welcher an den Durchflußströmungsmessern abzulesen ist, sondern, daß sich dazu das Volumen des Dampfes des Narkosemittels N_{FA} addiert. Für die Gl. (8) für K_{AB} kann das genaue Volumen V_{FA} wie folgt berechnet werden:

$$V_{FA} = V_R \cdot \left(1 + \frac{K_{FA}}{100 - K_{FA}}\right), \qquad (8a)$$

wobei V_R der an den Durchflußströmungsmessern eingestellte Gasdurchfluß ist. Bei der Benutzung von Gl. (9) für K_{FA} ist es im allgemeinen zu umständlich, das Volumen V_{FA} genau zu berechnen. Für V_{FA} kann näherungsweise V_R gesetzt werden. Man sollte sich aber bewußt sein, daß das Ergebnis, besonders bei Konzentrationen über 10 Vol.-% nur ein angenäherter Wert ist. Der Fehler kann durch Einsetzen des Resultates in die Gl. (8) für K_{AB} ermittelt werden.

In den Gleichungen bedeuten:

K_{AB}	= Eingeatmete Konzentration	Vol.-%
K_{FA}	= Konzentration im Frischgas	Vol.-%
V_{AB}	= Atemvolumen pro Minute	l/min
V_{FA}	= Frischgasfluß, einschließlich Dampf des Narkosemittels	l/min
V_R	= Frischgasfluß ohne Dampf des Narkosemittels (Summe der an den Meßröhren eingestellten Gasvolumina)	l/min
F_1	= Quotient aus ausgeatmeter Konzentration dividiert durch die eingeatmete Konzentration	

Es soll nicht der Zweck der Gleichungen sein, den Praktiker zu veranlassen, mit ihrer Hilfe laufend die Konzentration im Kreissystem zu überwachen. Sie sollen aber die Erkenntnis liefern, welche Faktoren die Konzentration beeinflussen. Das mit Hilfe der Gleichungen gefundene Ergebnis können wir wie folgt zusammenfassen:

Ein Ansteigen der eingeatmeten Konzentration des Narkosemittels im Kreissystem kann wie folgt entstehen:

1. Erhöhung der Konzentration im Frischgasfluß durch Erhöhung der Verdunstereinstellung.

2. Erhöhung des Frischgasflusses.

3. Absinken des Atemminutenvolumens.

4. Kleinerwerden der Differenz zwischen ausgeatmeter Konzentration und eingeatmeter Konzentration.

Obige Aufstellung gilt nur für ein Kreissystem, bei welchem der Verdunster in die Frischgasleitung des Systems eingeschaltet ist.

Sehr oft wird folgende Frage aufgeworfen: Am Verdunster (in die Frischgasleitung eingeschaltet) wurde eine relativ hohe Konzentration eingestellt, aber die narkotische Wirkung beim Patienten war nicht ausreichend. Welche Gründe sind dafür verantwortlich? Diese Frage wird in den meisten Fällen im Zusammenhang mit Äther gestellt. Im folgenden soll ein derartiges Beispiel durchgerechnet werden.

Beispiel:

Der verwendete Frischgasfluß sei 2 l/min, die vom Verdunster abgegebene Konzentration 15 Vol.-% Äther, das Atemminutenvolumen des Patienten soll mit 10 l angenommen werden und das Verhältnis ausgeatmete Konzentration zur eingeatmeten Konzentration ist $F_1 = \frac{1}{3}$. Für die

Größe des Gasflusses V_{FA} in der Frischgasleitung ergibt sich dann, wenn man das Volumen des Ätherdampfes N_{FA} addiert:

$$V_{FA} = V_R \left(1 + \frac{K_{FA}}{100 - K_{FA}}\right) \text{ l/min}$$

$$V_{FA} = 2\left(1 + \frac{15}{100 - 15}\right) \text{ l/min}$$

$$V_{FA} = 2{,}36 \text{ l/min}$$

und somit ergibt sich für die eingeatmete Konzentration:

$$K_{AB} = \frac{K_{FA} \cdot V_{FA}}{V_{AB}(1 - F_1) + F_1 \cdot V_{FA}} \text{ Vol.-\%}$$

$$K_{AB} = \frac{15 \cdot 2{,}36}{10\left(1 - \frac{1}{3}\right) + \frac{1}{3} \cdot 2{,}36} \text{ Vol.-\%}$$

$$K_{AB} = 4{,}8 \text{ Vol.-\%}.$$

Diese Konzentration ist in den meisten Fällen für die Einleitung der Narkose zu niedrig. Die erforderliche Erhöhung der Konzentration im Kreissystem ist aber, gerade bei Verdunstern einfacher Bauart nicht immer möglich. In diesem Fall muß, um eine ausreichende Narkosetiefe zu erreichen, der Frischgasfluß erhöht werden.

In diesem Zusammenhang soll noch auf das Narkosemittel Methoxyfluran eingegangen werden. Dieses flüssige Narkosemittel besitzt einen sehr hohen Siedepunkt und damit bei Raumtemperatur einen verhältnismäßig niedrigen Dampfdruck. Nach Abb. 21 liegt der Dampfdruck bei 18 °C, bei 25 mmHg. Die Sättigungskonzentration beträgt bei dieser Temperatur und 760 mmHg 3 Vol.-%. Dieses theoretische Maximum wird aber von den meisten Verdunstern nicht erreicht.

Beispiel:

Nehmen wir einen an den Durchflußströmungsmessern eingestellten Frischgasfluß von 3 l/min, ein Atemminutenvolumen von 8 l und ein Verhältnis von ausgeatmeter Konzentration zur eingeatmeten Konzentration von 1:2 an. Die vom Verdunster abgegebene Konzentration an Methoxyfluran ist 2 Vol.-%. Für den Frischgasfluß ergibt sich dann:

$$V_{FA} = V_R \left(1 + \frac{K_{FA}}{100 - K_{FA}}\right) \text{ l/min}$$

$$V_{FA} = 3\left(1 + \frac{2}{100 - 2}\right) \text{ l/min}$$

$$V_{FA} = 3{,}06 \text{ l/min}.$$

Für die eingeatmete Konzentration an Methoxyfluran ergibt sich dann:

$$K_{AB} = \frac{K_{FA} \cdot V_{FA}}{V_{AB}(1 - F_1) + F_1 \cdot V_{FA}} \quad \text{Vol.-\%}$$

$$K_{AB} = \frac{2 \cdot 3{,}06}{8\left(1 - \frac{1}{2}\right) + \frac{1}{2} \cdot 3{,}06} \quad \text{Vol.-\%}$$

$$K_{AB} = 1{,}1 \text{ Vol.-\%}.$$

Auch diese Konzentration dürfte in vielen Fällen, besonders während der Einleitung der Narkose zu niedrig sein, und eine Erhöhung des Frischgasflusses erforderlich machen.

Es ist bekannt, daß, wenn in einem Kreissystem die Größe des Frischgasflusses der Größe des Atemminutenvolumens entspricht, praktisch die Verhältnisse eines offenen Systems vorliegen. Die eingeatmete Konzentration muß dann der von dem Verdunster abgegebenen Konzentration entsprechen. Prüfen wir diese Verhältnisse mit Hilfe der abgeleiteten Gleichung nach

$$K_{AB} = \frac{K_{FA} \cdot V_{FA}}{V_{AB}(1 - F_1) + F_1 \cdot V_{FA}} \quad \text{Vol.-\%}$$

Da aber V_{FA} gleich V_{AB} ist, kann man sagen:

$$K_{AB} = \frac{K_{FA} \cdot V_{FA}}{V_{FA}(1 - F_1) + F_1 \cdot V_{FA}} \quad \text{Vol.-\%}$$

$$K_{AB} = \frac{K_{FA}}{1 - F_1 + F_1} \quad \text{Vol.-\%}$$

$$K_{AB} = K_{FA} \text{ Vol.-\%}$$

In Abb. 43 und Abb. 44 werden die bisher rechnerisch behandelten Zusammenhänge in Schaubildern dargestellt. Diese Schaubilder sind unabhängig vom Medium, sie gelten also für alle Narkosemittel. Für die Bestimmung kleiner Konzentrationen empfiehlt es sich, Abb. 43 zu benutzen.

In Abb. 44 ist der Weg der Handhabung als gestrichelte Linie dargestellt. Die vorgegebenen Werte entsprechen dem bereits berechneten Beispiel für Äther aus dem vorhergehenden Abschnitt.

Frischgasfluß (mit Ätherdampf) = 2,36 l/min.
Beatmungsvolumen = 10 l/min.
Quotient ausgeatmete Konzentration durch eingeatmete Konzentration = 1/3.
Vom Verdunster abgegebene Konzentration = 15 Vol.-%.

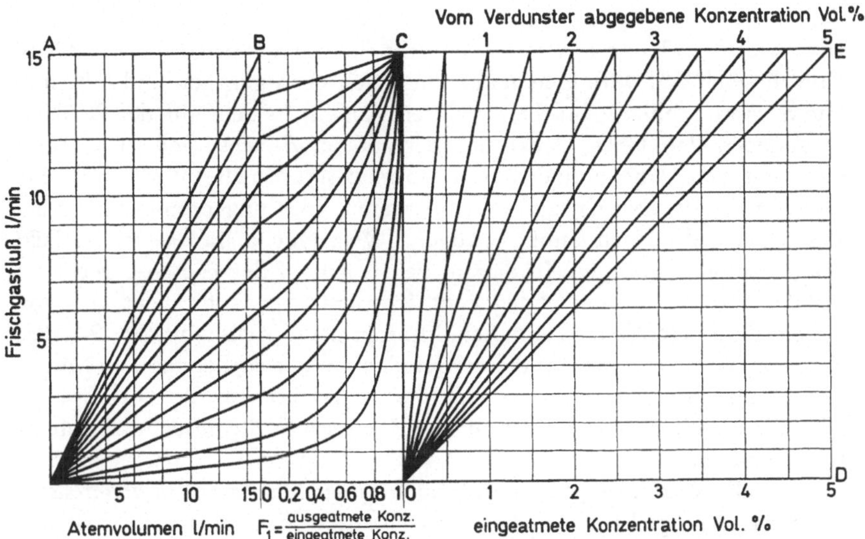

Abb. 43. Diagramm zur Bestimmung der Konzentration im Kreissystem I

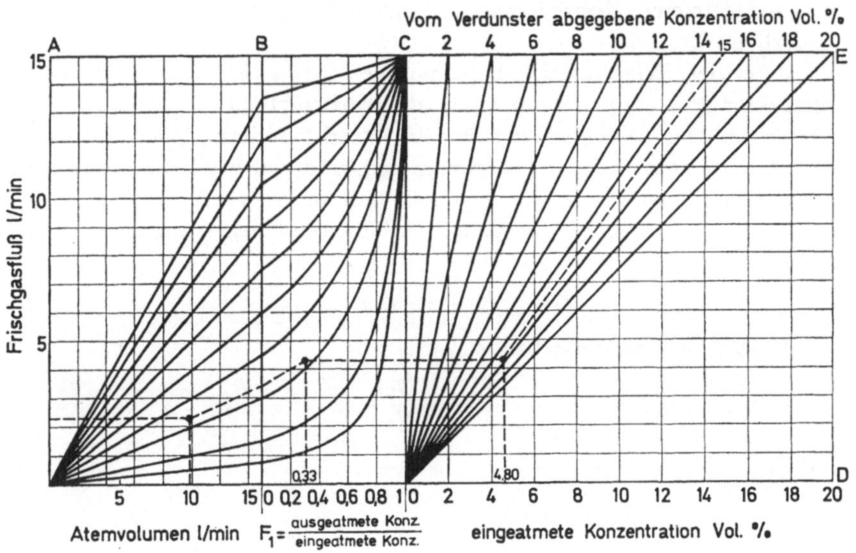

Abb. 44. Diagramm zur Bestimmung der Konzentration im Kreissystem II

Im linken Feld des Schaubildes wird der zum Frischgasfluß und zum Minutenvolumen gehörige Punkt bestimmt. Vom Nullpunkt des Schaubildes (Schnittpunkt von *A*- und *D*-Achse) wird über den gefundenen Punkt eine Gerade bis zur *B*-Achse gezogen. Im mittleren Feld wird auf der Abszisse der Wert für den Quotienten aus ausgeatmeter Konzentration zu eingeatmeter Konzentration aufgesucht (in unserem Beispiel 1/3 = 0,33.). Von diesem Wert wird eine Senkrechte nach oben gezogen und mit einer Kurve zum Schnitt gebracht, die ihren Anfang in dem auf der *B*-Achse gefundenen Punkt hat. Deckt sich der auf der *B*-Achse gefundene Wert nicht mit dem Anfang einer Kurve, so muß sinngemäß mit gleicher Charakteristik eine Zwischenkurve eingetragen oder angenommen werden. Von dem gefundenen Punkt wird eine Waagerechte in das rechte Feld des Schaubildes gezogen. In diesem Feld wird auf der *E*-Achse der Wert für die vom Verdunster abgegebene Konzentration aufgesucht und von diesem Punkt eine Gerade zum Schnittpunkt der *C*-Achse mit der *D*-Achse gezogen. Vom Schnittpunkt dieser Geraden mit der vorher aus dem Mittelfeld herübergezogenen Waagerechten wird das Lot auf die *D*-Achse gefällt. Der damit erhaltene Wert auf der *D*-Achse ist die gesuchte Einatemkonzentration.

Wie alle Ausführungen, so soll auch dieses Diagramm in erster Linie das Zusammenspiel der verschiedenen Faktoren im Kreissystem verständlich machen. Soll das Diagramm in der Praxis zur Bestimmung der Einatemkonzentration verwendet werden, so ist die Kenntnis des Quotienten aus ausgeatmeter Konzentration durch eigeatmete Konzentration erforderlich.

Außer den Konzentrationsberechnungen für das Kreissystem dürfte es interessant sein, den Wirkungsgrad des verbrauchten Narkosemittels zu berechnen. Das heißt, welcher Prozentsatz des aufgewendeten Narkosemittels wird vom Patienten aufgenommen, und welcher Prozentsatz geht durch Ausströmen aus dem Überschußventil verloren?

Der uns bekannte Ansatz für das Volumen des ausgeatmeten Narkosedampfes lautete:

$$N_{AB} = N_{FA} + N_{CD} - N_{DE}.$$

Da aber, wie bereits bekannt

$$F_1 = \frac{N_{CD}}{N_{AB}}$$

und $N_{DE} = N_{CD} \cdot F_2$ ist, können wir sagen:

$$\frac{N_{CD}}{F_1} = N_{FA} + N_{CD} - N_{DE}$$

und für

$$N_{CD} = \frac{N_{DE}}{F_2}$$

eingesetzt, ergibt:

$$\frac{N_{DE}}{F_1 \cdot F_2} = N_{FA} + \frac{N_{DE}}{F_2} - \mathrm{N}_{DE}$$

$$N_{DE} + \frac{N_{DE}}{F_1 \cdot F_2} - \frac{N_{DE}}{F_2} = N_{FA}$$

$$N_{DE}\left(1 + \frac{1}{F_1 \cdot F_2} - \frac{1}{F_2}\right) = N_{FA}$$

$$N_{DE} = \frac{N_{FA}}{1 + \frac{1}{F_1 \cdot F_2} - \frac{1}{F_2}}$$

Das Gewicht der beiden Dampfvolumina N_{FA} und N_{DE} ist aber $G_{FA} = N_{FA} \cdot \gamma$ und $G_{DE} = N_{DE} \cdot \gamma$. Für beide Fälle kann mit dem gleichen spezifischen Gewicht γ gerechnet werden, da beide Volumina unter dem gleichen Druck stehen. Das Dampfgewicht entspricht aber dem Gewicht der dafür verdampften Flüssigkeit. Für das Gewicht an verlorenem Narkosemittel kann somit gesagt werden

$$\frac{G_{DE}}{\gamma} = \frac{\frac{G_{FA}}{\gamma}}{1 + \frac{1}{F_1 \cdot F_2} - \frac{1}{F_2}} \quad \text{g/min}$$

$$G_{DE} = \frac{G_{FA}}{1 + \frac{1}{F_1 \cdot F_2} - \frac{1}{F_2}} \quad \text{g/min} \tag{10}$$

wobei G_{DE} das Gewicht des durch das Überschußventil verlorengegangenen Narkosemittels in g/min ist, während G_{FA} das durch die Frischgasleitung zufließende Gewicht an Narkosemittel in g/min ist.

Bezeichnen wir den Quotienten aus dem vom Patienten aufgenommenen Narkosemittel zum aufgewendeten Narkosemittel als Wirkungsgrad η, so können wir mit Hilfe von Gl. (11) den Wert von η berechnen.

$$\eta = \frac{1 - F_1}{1 + F_1 \cdot F_2 - F_1} \cdot 100\,\% \tag{11}$$

In der Gleichung bedeuten:

η = Wirkungsgrad – genutztes Narkosemittel dividiert durch aufgewendetes Narkosemittel, %

F_1 = der Quotient aus ausgeatmeter Konzentration dividiert durch die eigeatmete Konzentration,

F_2 = der Quotient aus zufließenden Frischgas dividiert durch das Atemminutenvolumen.

In Kapitel 8 wurde bereits erwähnt, daß der Wirkungsgrad des verwendeten Narkosemittels bei Benutzung eines kleinen Frischgasflusses günstiger ist, als bei Benutzung eines großen Frischgasflusses. Mit Hilfe der abgeleiteten Gleichungen soll dies bewiesen werden.

Beispiel:

Die mit dem Frischgasfluß in das Kreissystem transportierte Halothanmenge sei 0,2 g/min bei einem Frischgasfluß von 2 l/min. Das Atemminutenvolumen sei 8 l/min und das Verhältnis von ausgeatmeter Konzentration zu eingeatmeter Konzentration $F_1 = \frac{1}{2}$.

Für das Verhältnis Frischgasfluß zu Atemminutenvolumen ergibt sich $F_2 = \frac{2}{8} = \frac{1}{4}$.

Da 0,2 g/min Halothan durch einen Gasfluß von 2 l/min transportiert werden, ist die Konzentration in mg/l ausgedrückt 100 mg/l oder nach Abb. 23 bei 760 mmHg und 20 °C 1,23 Vol.-%. Für die eingeatmete Konzentration ergibt sich dann nach Gl. (8)

$$K_{AB} = \frac{K_{FA} \cdot V_{FA}}{V_{AB}(1 - F_1) + F_1 \cdot V_{FA}} \quad \text{Vol.-\%}$$

$$K_{AB} = \frac{1{,}23 \cdot 2}{8 \cdot \left(1 - \frac{1}{2}\right) + \frac{1}{2} \cdot 2} \quad \text{Vol.-\%}$$

$$K_{AB} = 0{,}49 \text{ Vol.-\%}$$

Für den Wirkungsgrad erhalten wir nach Gl. (11)

$$\eta = \frac{1 - F_1}{1 + F_1 \cdot F_2 - F_1} \cdot 100\%$$

$$\eta = \frac{1 - \frac{1}{2}}{1 + \frac{1}{2} \cdot \frac{1}{4} - \frac{1}{2}} \cdot 100\%$$

$$\eta = 80\%$$

Für den Verlust an Narkosemittel ergibt sich nach Gl. (10)

$$G_{DE} = \frac{G_{FA}}{1 + \frac{1}{F_1 \cdot F_2} - \frac{1}{F_2}} \quad \text{g/min}$$

$$G_{DE} = \frac{0{,}2}{1 + \frac{1}{\frac{1}{2} \cdot \frac{1}{4}} - \frac{1}{\frac{1}{4}}} \quad \text{g/min}$$

$$G_{DE} = 0{,}04 \text{ g/min} = 40 \text{ mg/min}$$

Beispiel:

Im folgenden Beispiel soll gegenüber dem Vorhergehenden lediglich der Frischgasfluß verdoppelt werden (4 l/min), während alle anderen Bedingungen gleichbleiben. Für den Faktor F_2 ergibt sich dann:

$$F_2 = \frac{4}{8} = \frac{1}{2}.$$

Da die gleiche Menge Halothan (0,2 g/min) aus dem letzten Beispiel jetzt durch einen doppelt so großen Gasfluß transportiert wird, ergibt sich im Frischgasfluß eine halb so hohe Konzentration, d. h. 0,62 Vol.-%. Nach Gl. (8) erhalten wir dann für die eingeatmete Konzentration

$$K_{AB} = \frac{K_{FA} \cdot V_{FA}}{V_{AB}(1 - F_1) + F_1 \cdot V_{FA}} \quad \text{Vol.-\%}$$

$$K_{AB} = \frac{0{,}62 \cdot 4}{8\left(1 - \frac{1}{2}\right) + \frac{1}{2} \cdot 4} \quad \text{Vol.-\%}$$

$$K_{AB} = 0{,}41 \text{ Vol.-\%}$$

Für den Wirkungsgrad erhalten wir nach Gl. (11)

$$\eta = \frac{1 - F_1}{1 + F_1 \cdot F_2 - F_1} \cdot 100\%$$

$$\eta = \frac{1 - \frac{1}{2}}{1 + \frac{1}{2} \cdot \frac{1}{2} - \frac{1}{2}} \cdot 100\%$$

$$\eta = 67\%$$

Für den Verlust an Narkosemittel ergibt sich nach Gl. (10)

$$G_{DE} = \frac{G_{FA}}{1 + \frac{1}{F_1 \cdot F_2} - \frac{1}{F_2}} \quad \text{g/min}$$

$$G_{DE} = \frac{0{,}2}{1 + \frac{1}{\frac{1}{2} \cdot \frac{1}{2}} - \frac{1}{\frac{1}{2}}} \quad \text{g/min}$$

$$G_{DE} = 0{,}067 \text{ g/min} = 67 \text{ mg/min}$$

Wir ersehen aus dem Ergebnis, daß der Verlust an Narkosemittel bei einer Verdoppelung des Gasflusses um mehr als 50% gestiegen ist.

Wie schon im vorigen Abschnitt erwähnt, sollen die Gleichungen und Berechnungen in erster Linie dazu dienen, die Vorgänge im Kreissystem verständlich zu machen. Aus diesem Grunde wurde bei den Berechnungen nicht berücksichtigt, daß im zweiten Beispiel aufgrund der Erhöhung des Frischgasflusses bei gleichem Halothanverbrauch im Verdunster, die eingeatmete Halothankonzentration niedriger geworden ist. Um im zweiten Beispiel am Patienten die gleiche Wirkung wie im ersten Beispiel zu erreichen, hätte in Wirklichkeit auch der Halothanverbrauch gesteigert werden müssen. Nur auf diese Weise wäre im System die gleiche Einatemkonzentration erreicht worden. Dies hätte aber absolut zu einem noch größerem Halothanverlust geführt.

Abb. 45 zeigt ein Diagramm zur Bestimmung des Wirkungsgrades η des Narkosemittels. Im linken Feld des Schaubildes wird der zum Frischgasfluß und zum Atemvolumen pro Minute gehörende Punkt bestimmt. Vom Nullpunkt des Schaubildes wird über den gefundenen Punkt eine Gerade bis zur mittleren Ordinate des Schaubildes gezogen. Dieser Punkt ist der Anfang einer Parallele zur Abszisse in dem rechten Feld des Schaubildes. Diese Linie wird mit der für den untersuchten Fall zuständigen Kurve für den Quotienten aus ausgeatmeter durch eingeatmete Konzentration zum Schnitt gebracht. Von diesem Schnittpunkt wird das Lot auf die Abszisse gefällt. Der dort gefundene Wert ist der Wirkungsgrad η.

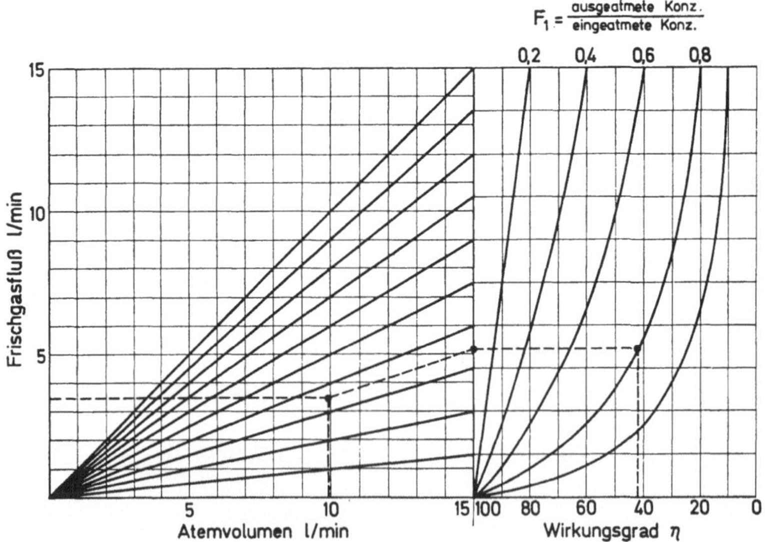

Abb. 45. Diagramm zur Bestimmung des Wirkungsgrades des Narkosemittels

Mit Hilfe des Schaubildes ist leicht festzustellen, wie vorteilhaft sich ein kleiner Frischgasfluß auf den Wirkungsgrad auswirkt, ganz besonders, wenn der Quotient ausgeatmete Konzentration zu eingeatmeter Konzentration groß ist, d. h., die ausgeatmete Konzentration nahezu so groß wie die eingeatmete ist.

Zur Berechnung der inspiratorischen Sauerstoffkonzentration für das hier behandelte System wurde von BAER die folgende Gleichung angegeben:

$$CO_2i = \left(\frac{O_{2F} - V_{O_2}}{F - V_{O_2}} + \frac{V_{O_2}}{AMV}\right) \cdot 100\% \tag{12}$$

wobei die Symbole die folgende Bedeutung haben:

CO_2i	= inspiratorische Sauerstoffkonzentration	%
O_{2F}	= Sauerstoffanteil des Frischgasflusses	l/min
VO_2	= Sauerstoffaufnahme des Patienten	l/min
F	= Frischgasfluß	l/min
AMV	= Atemvolumen pro Minute	l/min

Beispiel:

Der Sauerstoffanteil im Frischgasfluß sei 1 l/min, die Sauerstoffaufnahme des Patienten 0,3 l/min, der gesamte Frischgasfluß 3 l/min und das Atemvolumen des Patieten 8 l/min. Wie groß ist die inspiratorische Sauerstoffkonzentration?

$$CO_2i = \left(\frac{O_{2F} - V_{O_2}}{F - V_{O_2}} + \frac{V_{O_2}}{AMV}\right) \cdot 100\%$$

$$CO_2i = \left(\frac{1 - 0,3}{3 - 0,3} + \frac{0,3}{8}\right) \cdot 100\%$$

$$CO_2i = (0,26 + 0,04) \cdot 100\%$$

$$CO_2i = 30\%$$

Die inspiratorische Sauerstoffkonzentration beträgt also 30%.

Es muß darauf hingewiesen werden, daß die Formel nur für ein Kreissystem mit dem hier behandelten Aufbau (das Überschußventil befindet sich in Gasflußrichtung hinter dem Ausatemventil, und der Frischgaseinlaß vor dem Einatemventil) gilt. Bei einer anderen Reihenfolge der Elemente wie sie z. B. im anschließenden Abschnitt behandelt werden, liegt die inspiratorische Sauerstoffkonzentration niedriger.

Dem Feuchtigkeitsgehalt des vom Patienten eingeatmeten Gases wird in letzter Zeit mehr Bedeutung beigemessen. Sieht man von der Anfeuchtung mittels Verneblern oder der künstlichen Nase ab, so läßt sich generell folgendes sagen.

Das trockenste System ist das sog. „Nichtrückatmungs-System“, da das eingeatmete Gas nahezu H_2O-frei ist, und die vom Patienten abgeatmete Feuchtigkeit direkt in die Atmosphäre entweicht. Das System mit dem höchsten Feuchtigkeitsgehalt ist das geschlossene System.

Diese Feststellungen bedürfen noch einiger weiterer Ausführungen. Neben der vom Patienten abgeatmeten Feuchtigkeit, gibt es noch eine zweite Quelle für die Feuchtigkeit im System. Wie bereits vorweg erwähnt, wird bei der Reaktion im Absorber H_2O frei. Dieses Wasser wird je nach der Konstruktion des Systemes dem Gas zugeführt, oder bleibt in einem Wasserauffangbehälter zurück.

Wird z. B. das Frischgas dem System so zugeführt, daß es während der Einatmung mit dem Ausatemgas gemeinsam den Absorber durchfließt, so wird auch das Frischgas mit Feuchtigkeit angereichert. Vom Standpunkt des Feuchtigkeitsgehaltes ist diese Lösung günstig. Sie hat jedoch andere Nachteile, wie im folgenden Abschnitt über den Aufbau von Kreissystemen ausgeführt wird. Eine zweite konstruktive Lösung führt das Frischgas so zu, daß es im Wasseraufnahmebehälter des Absorbers eintritt und dort die durch die Reaktion freigewordene Feuchtigkeit aufnimmt. Auf diese Weise wird einerseits das Einatemgas angefeuchtet, und andererseits das untere Gehäuse des Absorbers trocken gehalten (siehe Abb. 36).

Abb. 46 zeigt 6 verschiedene Schaltschemata von Kreissystemen, welche in ihrem Aufbau, mit Ausnahme des Schema A, von dem bisher besprochenen Kreissystem unterschiedlich sind. Jedes von diesen Systemen wird heute in größerer Zahl benutzt. Im nachfolgenden soll im einzelnen ihre Wirtschaftlichkeit und Sicherheit besprochen werden.

Schema A:

Alle bisher gemachten Betrachtungen und Berechnungen gelten für dieses System. Es stellt in seinem Aufbau die günstigste Lösung dar. Der Atembeutel kann dabei sowohl vor, als auch hinter dem Absorber eingeschaltet sein, vom Standpunkt der Wirtschaftlichkeit oder Sicherheit macht dies keinen Unterschied. Die einzige Differenz liegt darin, daß bei einem vor dem Absorberkanister eingeschalteten Atembeutel der Ausatemwiderstand niedriger, bei einem nach dem Absorber befindlichen Atembeutel der Einatemwiderstand niedriger ist.

Schema B:

Merkmal dieses Systemes ist, daß sich der Frischgaseinlaß zwischen Einatemventil und Patienten befindet.

Das System hat die folgenden Nachteile:

Wird ein Atemvolumenmesser in die Ausatemleitung eingeschaltet, so wird das während der Ausatemphase zufließende Frischgas im Atemvolumenmesser mitgemessen. Es wird also ein höheres Volumen gemessen, als tatsächlich vorhanden ist. Wird ein solches System mit einem Atemvolumenmesser verwendet, so muß vom gemessenen Wert das Volumen $\frac{\text{Frischgasfluß}}{1{,}7}$ abgezogen werden, wenn man voraussetzt, daß das Verhältnis von Einatemzeit zu Ausatemzeit etwa 1:1,3 ist.

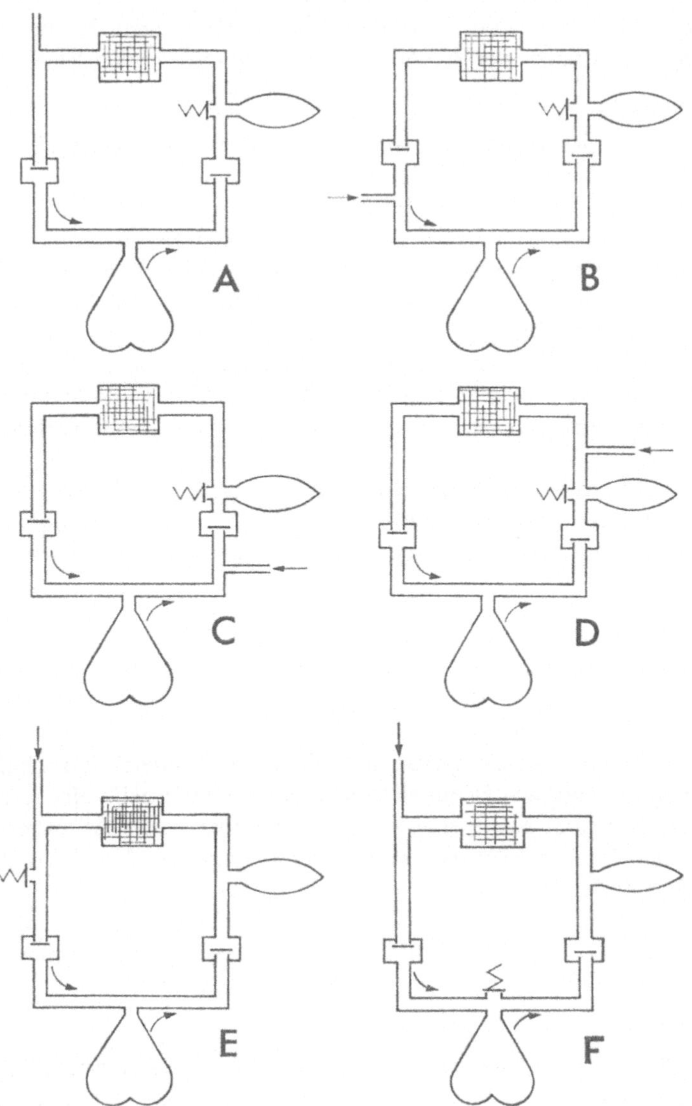

Abb. 46. Verschiedene Anordnung der Elemente in einem Kreissystem

Während der Ausatemphase des Patienten fließt zugeführtes Frischgas direkt vom Einatemschlauch zum Ausatemschlauch, da das geschlossene Einatemventil ein Zurückfließen des Gases in die andere Richtung verhindert. Das Frischgas vermischt sich mit dem ausgeatmeten Gas und fließt am Ende der Ausatemphase teilweise mit diesem aus dem Überschußventil in die Atmosphäre. Die Folgen sind: Ein höherer Verbrauch an Narkosemittel, eine niedrigere O_2-Konzentration im System, sowie eine kürzere Lebensdauer der Absorberfüllung. Messungen haben ergeben, daß die Lebensdauer der Absorberfüllung halbiert werden kann.

Schema C:

Merkmal dieses Systemes ist, daß sich der Frischgaseinlaß zwischen Patient und Ausatemventil befindet.

Das System hat die folgenden Nachteile:

Der Patient atmet einen Teil des ausgeatmeten Gases ein, da während der Einatemphase Frischgas in den Ausatemschlauch fließt, und dabei das ausgeatmete Gas zum Patienten zurückdrückt. Der Prozentsatz der Rückatmung ist abhängig vom Frischgasfluß, Atemvolumen pro Minute und Verhältnis von Einatemzeit zu Ausatemzeit. Totale Pendelatmung tritt dann ein, wenn der Frischgasfluß das ca. 2,3fache des Atemvolumens pro Minute erreicht oder überschreitet, was bei Kindernarkosen auftreten kann.

Das System ist unökonomisch, da ein großer Teil des Frischgases ungenutzt aus dem Überschußventil ausfließt. Verabreichung von CO_2 als Gas ist nicht möglich, da dieses im Absorber absorbiert wird.

Schema D:

Merkmal dieses Systemes ist, daß sich der Frischgaseinlaß zwischen Überschußventil und Absorber auf der Ausatemseite der Absorbereinheit befindet.

Das System hat die folgenden Nachteile:

Am Ende der Ausatemphase fließt Frischgas aus dem Überschußventil. Die Folgen sind ein erhöhter Narkosemittelverbrauch, eine niedrigere O_2-Konzentration, sowie eine kürzere Lebensdauer der Absorberfüllung. Verabreichung von CO_2 als Gas ist nicht möglich, da dieses direkt in den Absorber fließt.

In den bisherigen Beispielen wurde die Position des Frischgaseinlasses vertauscht. Im folgenden soll die Lage des Überschußventiles an verschiedenen Punkten des Kreissystemes besprochen werden.

Schema E:

Merkmal dieses Systemes ist, daß sich das Überschußventil zwischen Frischgaseinlaß und Einatemventil auf der Einatemseite des Systemes befindet.

Das System hat die folgenden Nachteile:

Ein Teil des Frischgases entweicht ungenützt aus dem hinter dem Frischgaseinlaß liegenden Überschußventiles. Die Folgen sind höherer Narkosemittelverbrauch und niedrigere O_2-Konzentration. Das durch das Überschußventil ausfließende Frischgas durchfließt vor dem Ausfließen den Absorberkanister, was zu einer kürzeren Lebensdauer der Absorberfüllung führt.

Absorbereinheiten, entsprechend diesem System, werden vor allem in England, Kanada sowie teilweise in USA und in Deutschland verwendet.

Schema F:

Merkmal dieses Systemes ist, daß sich das Überschußventil nahe dem Patienten, d. h. meist am Y-Stück befindet.

Das System hat die folgenden Nachteile:

Bei kontrollierter Beatmung entweicht am Ende der Einatemphase ein Teil des Frischgases aus dem Überschußventil. Die Folgen sind höherer Narkosemittelverbrauch, niedrigere O_2-Konzentration, sowie eine kürzere Lebensdauer der Absorberfüllung bei kontrollierter Beatmung.

Die Besprechung von Narkose-Beatmungsgeräten geht über den Rahmen dieses Buches hinaus. Trotzdem soll im folgenden das Zusammenwirken von Kreissystem und einfachen Narkose-Beatmungsgeräten kurz behandelt werden.

Derartige Geräte werden normalerweise an die für den Atembeutel bestimmte Tülle des Kreissystemes angeschlossen. Das Kreissystem steht hierdurch mit einem im Beatmungsgerät befindlichen Harmonikabalg in Verbindung. Durch Kompression und Dekompression dieses Balges wird im angeschlossenen Kreissystem ein Über- bzw. Unterdruck erzeugt, und damit die gleichfalls am Kreissystem angeschlossene Lunge des Patienten ventiliert.

Die Umkehr der Bewegung des Faltenbalges (von Kompression zu Dekompression und umgekehrt) kann dabei beim Erreichen eines vorher festgelegten Umschaltdruckes geschehen (druckgesteuertes Gerät) oder nach „Hineindrücken" eines vorbestimmten Volumens in das System. In letzterem Falle besitzt der Faltenbalg verstellbare Endanschläge (volumengesteuertes Gerät).

Da wie bei Spontanatmung des Patienten eine bestimmte Menge Frischgas dem Kreissystem zufließt, muß auch bei kontrollierter Beatmung eine Vorrichtung vorhanden sein, durch welche das gleiche Volumen in die Atmosphäre abfließen kann. In vielen Fällen wird hierfür das im Kreissystem vorhandene und in seinem Öffnungsdruck einstellbare Überschußventil verwendet. Manche Geräte besitzen ein eigenes Ventil, welches dem Überschußventil mehr oder weniger entspricht.

Die druckgesteuerten Geräte sollen hier nicht weiter behandelt werden. Für die folgenden Betrachtungen müssen wir zwischen zwei Grundtypen des volumengesteuerten Gerätes unterscheiden.

1. Geräte, bei denen das Überschußgas während der Einatemphase ausströmt, normalerweise am Ende der Einatemphase.
2. Geräte, bei denen das Überschußgas während der Ausatemphase ausströmt.

Bei beiden Typen entspricht das am Beatmungsgerät eingestellte Volumen nicht dem wirklichen Beatmungsvolumen des Patienten. Die auftretenden Abweichungen werden überwiegend durch das zufließende Frischgas erzeugt und sind in ihrer Auswirkung bei den beiden genannten Grundtypen entgegengesetzt.

Abb. 47 zeigt ein Kreissystem mit Beatmungsgerät und normalem Überschußventil und entspricht damit Typ 1.

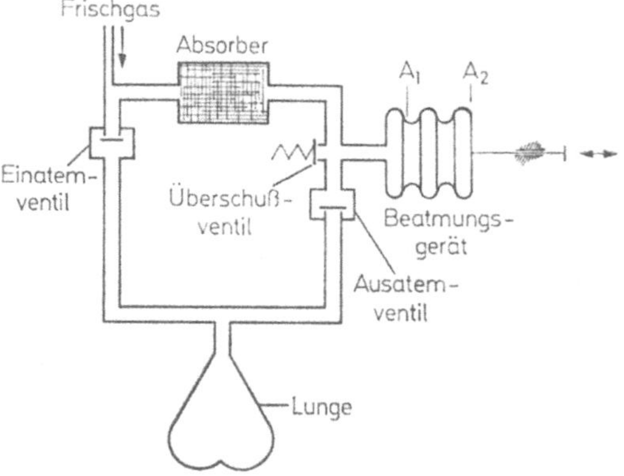

Abb. 47. Kombination von Kreissystem und Beatmungsgerät mit Gasauslaß während der Einatmung

Bewegt sich der Faltenbalg des Beatmungsgerätes vom Punkt A_1 zum Punkt A_2 (Ausatemphase), so wird der durch die Expansion entstandene Raum im Faltenbalg durch zwei Gasströme gefüllt. Ein erstes Gasvolumen V_L kommt aus der Lunge des Patienten, während das kontinuierlich zufließende Frischgas V_{ft} ebenfalls dem Faltenbalg zufließt. Bezeichnen wir den durch die Expansion des Balges von A_1 nach A_2 entstandenen Raum als V_A, so wird dieser durch V_L und V_{ft} gefüllt, oder mathematisch ausgedrückt:

$$V_A = V_L + V_{ft}.$$

Setzt man voraus, daß die Ausatemzeit das 1,3fache der Einatemzeit beträgt, und bezeichnen wir das während einer Minute zufließende Frischgasvolumen als V_f, so ergibt sich für den während der Ausatmung zufließenden Frischgasfluß V_{ft}

$$V_{ft} = \frac{V_f}{fr \cdot 1{,}77},$$

wobei fr die Frequenz in Hub pro Minute ist.

Setzen wir dieses in die erste Gleichung ein, so ergibt sich für V_A:

$$V_A = V_L + \frac{V_f}{fr \cdot 1{,}77}.$$

Stellen wir diese Gleichung nach V_L um, so erhalten wir:

$$V_L = V_A - \frac{V_f}{fr \cdot 1{,}77} \quad \text{l} \qquad (13)$$

wobei die Symbole die folgende Bedeutung haben:

V_L =	das der Lunge des Patienten zugeführte Volumen pro Hub	l
V_A =	das am Beatmungsgerät eingestellte Volumen pro Hub	l
V_f =	Frischgasfluß	l/min
fr =	Frequenz	l/min

Beispiel:

Bei einer Kombination, Beatmungsgerät mit Kreissystem, bei welchem das im Kreissystem vorhandene Überschußventil zur Begrenzung des Druckes benutzt wird, sind folgende Werte gegeben:

Am Beatmungsgerät eingestelltes Volumen pro Hub	0,5 l
Frischgasfluß	5 l/min
Frequenz	16 l/min

Wie groß ist das der Lunge des Patienten tatsächlich zugeführte Gasvolumen V_L?

$$V_L = V_A - \frac{V_f}{fr \cdot 1{,}77} \quad \text{l}$$

$$V_L = 0{,}5 - \frac{5}{16 \cdot 1{,}77} \quad \text{l}$$

$$V_L = 0{,}323 \text{ l}$$

Obwohl also am Beatmungsgerät 0,5 l eingestellt wurden, werden der Lunge des Patienten nur 0,323 l zugeführt.

Abb. 48 zeigt ein Beatmungsgerät, bei dem das Überschußgas am Beginn der Ausatemphase ausfließt.

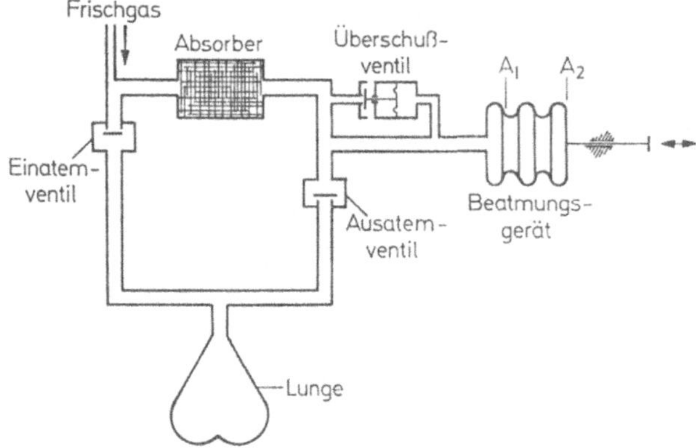

Abb. 48. Kombination von Kreissystem und Beatmungsgerät mit Gasauslaß während der Ausatmung

Das der Lunge des Patienten zufließende Gas besteht aus dem vom Faltenbalg gelieferte Volumen V_B einerseits und dem während dieser Zeit zufließenden Frischgasfluß V_{ft} andererseits. Nehmen wir wie bisher das Verhältnis von Einatemzeit zu Ausatemzeit als 1:1,3 an, so ergibt sich das folgende mathematische Gleichgewicht:

$$V_L = V_B + V_{ft}.$$

Bezeichnen wir den Frischgasfluß pro Minute als V_f und die Frequenz als fr, so ergibt sich für V_{ft}:

$$V_{ft} = \frac{V_f}{fr \cdot 2{,}3}.$$

Setzen wir dies in obige Gleichung ein, so erhalten wir für V_L:

$$V_L = V_B + \frac{V_f}{fr \cdot 2{,}3} \text{ l}, \qquad (14)$$

wobei die Symbole die folgende Bedeutung haben:

V_L = das der Lunge des Patienten zugeführte Volumen pro Hub l
V_B = das am Beatmungsgerät eingestellte Volumen pro Hub l
V_f = Frischgasfluß l/min
fr = Frequenz 1/min

Beispiel:

Bei einer Kombination Beatmungsgerät mit Kreissystem, bei welcher das Überschußgas am Beginn der Ausatemphase durch ein Spezialventil ausfließt, sind folgende Werte gegeben:

Am Beatmungsgerät eingestelltes Volumen pro Hub	0,5 l
Frischgas	5 l/min
Frequenz	16 1/min

Wie groß ist das der Lunge tatsächlich zugeführte Gasvolumen V_L?

$$V_L = V_B + \frac{V_f}{fr \cdot 2{,}3}\ \mathrm{l}$$

$$V_L = 0{,}5 + \frac{5}{16 \cdot 2{,}3}\ \mathrm{l}$$

$$V_L = 0{,}636\ \mathrm{l}$$

Das der Lunge des Patienten zugeführte Gasvolumen pro Hub ist in diesem Falle 0,136 l größer, als das am Gerät eingestellte Volumen.

Zu der Abweichung, welche durch das zufließende Frischgas erzeugt wird, addieren sich aber zwei weitere Faktoren. Erstens das bereits erwähnte „Mitatmen" der Schläuche und zweitens die Tatsache, daß das im Kreissystem befindliche Gas ebenfalls auf den Beatmungsdruck komprimiert werden muß.

Das Kreissystem mit allen angeschlossenen Elementen nimmt ein bestimmtes Gasvolumen auf. Dieses Volumen wird auf den Beatmungsdruck komprimiert. Das zur Kompression erforderliche Volumen wird vom Beatmungsgerät geliefert und geht bei der Beatmung des Patienten verloren. Es läßt sich mit Hilfe des Boyleschen Gesetzes wie folgt berechnen:

$$V_B = \frac{V_K \cdot \Delta P}{P_1}\ \mathrm{l} \qquad (15)$$

In obiger Gleichung bedeuten:

V_B =	das für die Kompression auf den maximalen Beatmungs druck erforderliche Volumen	l
V_K =	Volumen des Kreissystemes mit allen angeschlossenen Elementen	l
P_3 =	umgebender Luftdruck	cm H_2O
ΔP =	Differenz zwischen minimalem und maximalem Beatmungsdruck	cm H_2O

Beispiel:

Das Volumen eines Kreissystemes beträgt 4 l. Der maximale Beatmungsdruck soll 20 cm H_2O, der minimale Beatmungsdruck 0 cm H_2O betragen.

Der umgebende Luftdruck sei 1033 cm H_2O.

Welches Gasvolumen ist erforderlich, um im Kreissystem den geforderten Druck von 20 cm H_2O zu erzeugen?

$$V_B = \frac{V_K \cdot \Delta P}{P_1} \, \mathrm{l}$$

$$V_B = \frac{4 \cdot 20}{1033} \, \mathrm{l}$$

$$V_B = 0{,}077 \, \mathrm{l}$$

Von dem am Beatmungsgerät eingestellten Volumen werden also bei den hier beschriebenen Verhältnissen 77 cm^3 benötigt, um den Beatmungsdruck im angeschlossenen Gerätesystem zu erzeugen. Dieses Volumen geht für die Beatmung des Patienten verloren.

Literatur

Baer, B.: Die inspiratorische Sauerstoffkonzentration bei Anwendung von Kreislauf-Narkosegeräten. Der Anaesthesist **14**, 2, 42–46 (1965).

Brown, E. S., and J. O. Elam: Practical Aspects of Carbon Dioxide Absorption. N. Y. St. J. Med. **55**, 23, 3436, 3442 (1965).

—, A. M. Seniff, and J. O. Elam: Carbon Dioxide Elimination in Semiclosed Systems. Anesthesiology **25**, 1, 31–36 (1964).

Byles, P. H.: Observation some Continuously-Acting Spirometers. Brit. J. Anaesth. **32**, 470 (1960).

Cole, W. H. J., and J. F. B. Tucker: Heat Sterilisation of the Circle Absorption Unit: unit designed to withstand autoclaving. Med. J. Austr. **1**, 22, 52–55 (1967).

Eger ii, E. I.: Uptake of Methoxyflurane in Man at Constant Alveolar and at Constant Inspired Concentration. Anesthesiology **25**, 3, 284–290 (1964).

—, and N. P. Guadagni: Halothane Uptake in Man at Constant Alveolar Concentration. Anesthesiology **24**, 299 (1963).

—, and B. Brandstater: Solubility of Methoxyflurane in Rubber. Anesthesiology **24**, 679 (1963).

— Effect of Inspired Anesthetic Concentration on the Rate of Rise of Alveolar Concentration. Anesthesiology **24**, 2, 153–157 (1963).

—, and R. M. Epstein: Hazards of Anesthetic Equipment. Anesthesiology **25**, 4, 490–504 (1964).

—, and C. T. Ethans: The Effect of Inflow, Overflow and Valve Placement on Economy of the Circle System. Anesthesiology **29**, 1, 93–100 (1968).

Elam, J. O.: The Design of Circle Absorbers. Anesthesiology **19**, 1, 99–100 (1958).

Epstein, R. M., H. Rackow, E. Salanitre, and G. L. Wolf: Influence of the Concentration Effect on the Uptake of Anesthetic Mixtures: The second gas effect. Anesthesiology **25**, 3, 364–371 (1964).

Frey, R., W. Hügin, u. O. Mayerhofer: Lehrbuch der Anaesthesiologie. Berlin-Göttingen-Heidelberg: Springer 1955.

LÜDER, M.: Probleme der Doppelabsorption. Vortr. Gründungsversammlung, Sektion Anaesthesiologie, Berlin 7. 3. 1964.

MAPLESON, W. W.: Concentration of Anaesthetics in Closed Circuits, with Special Reference to Halothane. Brit. J. Anaesth. **32**, 289 (1960).

MUSHIN, W., and J. GALLOON: Brit. J. Anaesth. **32**, 324 (1960).

OEHMIG, H.: Über eine Methode, Atemkalk einzusparen. Der Anaesthesist **4**, 45, (1955).

— und NETZER: Experimentelle Untersuchungen über Leistungsfähigkeit und Eigenschaften von Atemkalk. Der Anaesthesist **5**, 6 (1956).

— Jahrbuch des Marburger Universitätsbundes, 113–135 (1962).

— Halothan-Narkose: Das Phänomen der Isokonzentration. Der Anaesthesist **11**, 5, 156–160 (1962).

PAPPER and KITZ: Uptake and Distribution of Anesthetic Agents. New York: Mc Graw-Hill 1963.

ROBBINS, L., D. CROCKER, and R. M. SMITH: Tidal Volume Losses of Volume – Limited Ventilators. Anesth. Analg. **46**, 4, 428–431 (1967).

SECHSER, P. H., H. W. LINDE, and H. L. PRICE: Uptake of Halothane by human body. Anesthesiology **24**, 6, 779–783 (1963).

SMITH, TH. C.: Nitrous Oxide and Low Flow Circle Systems. Anesthesiology **27**, 3, 266–271 (1966).

9. KAPITEL

Die draw-over Verdunster

Inhalt: Anwendungsgebiet – Konstruktiver Aufbau – O_2-Anreicherung – Beatmungseinrichtung mit Beatmungsventil – Gegenüberstellung von Einschlauch- und Zweischlauchsystem.

Das Anwendungsgebiet der draw-over-Verdunster liegt vor allem bei der Armee, bei Katastropheneinsätzen, Kurznarkosen, bei der Wundversorgung und Versorgung von Knochenbrüchen, sowie beim Einsatz in Entwicklungsländern. Sie sind eine verhältnismäßig günstige Lösung als transportable Narkosegeräte.

Die draw-over-Verdunster arbeiten nach dem offenen System und sind somit, was den Verbrauch an Narkosemittel anbetrifft, unrentabel. Im wesentlichen gilt das im Kapitel „Verdunster" Gesagte auch für diese Geräte. Besonderer Wert muß auf einen niedrigen Durchflußwiderstand gelegt werden. In den meisten Fällen werden dafür Kompromisse im Hinblick auf die Genauigkeit in Kauf genommen. Die Bedienung dieser Geräte erfolgt nicht in jedem Falle von Anaesthesisten. Dies hat, insbesondere bei der Anwendung von Äther, zu gewissen Schwierigkeiten bei der Einleitung geführt. Zur Umgehung dieser Schwierigkeiten wurden draw-over-Verdunstern für Äther kleine Halothaneinheiten für die Einleitung vorgeschaltet. Diese Einheiten liefern für einen kurzen Zeitabschnitt eine langsam ansteigende und anschließend wieder abfallende Konzentration von ca. 2 Vol.-% Halothan Maximum, die während dieser Einleitung mit Äther überlagert wird. Die Unterhaltung der Narkose erfolgt mit Äther. Bisher ist jedoch diese Methode nicht eingeführt.

Heute werden im steigenden Maße draw-over-Verdunster für Halothan verwendet. Diese Einheiten sind meist mit einem Zusatzgerät für Handbeatmung sowie einer Einrichtung zum Anreichern des Gases mit O_2 ausgestattet.

Für die definierte Sauerstoffanreicherung sind 2 Methoden bekannt. Bei der ersten Methode wird das Atemvolumen pro Minute geschätzt oder gemessen und dann die zur Erreichung einer bestimmten Konzentration erforderliche O_2-Menge mit Hilfe eines Durchflußströmungsmessers zugeführt. Das Gerät ist dabei mit einem Umrechnungsdiagramm ausgestattet, mit dessen Hilfe der erforderliche O_2-Fluß schnell bestimmt werden kann (Abb. 49).

Die oben beschriebene Methode hat den Vorteil, daß die O_2-Konzentration in einem weiteren Bereich variiert werden kann, was insbesondere dann angebracht ist, wenn das Gerät vom Fachanaesthesisten bedient wird.

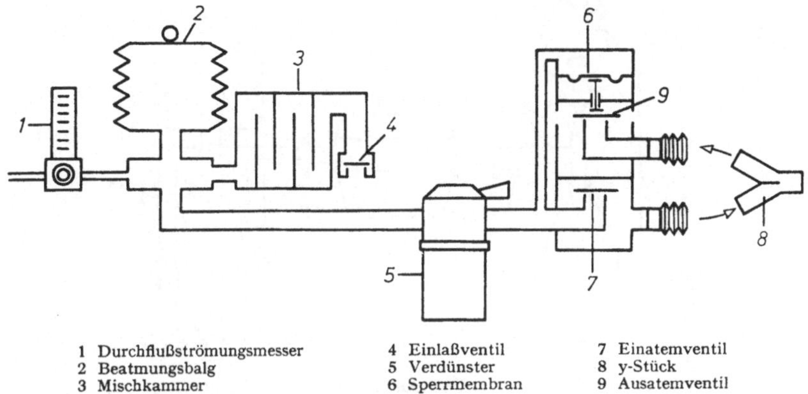

Abb. 49. Draw-over-Inhaler mit Durchflußströmungsmesser für die O_2-Anreicherung

Die zweite bekannte Methode (Abb. 50) verwendet einen mit O_2 betriebenen Injektor, dessen Verhältnis Antriebsgas:angesaugte Luft so berechnet ist, daß das den Injektor verlassende Gemisch 30% O_2 enthält. (Die 21% Luftsauerstoff sind in den 30% enthalten.) Der Antriebsdruck des Injektors und damit die Menge des antreibenden und angesaugten Gases ist mit Hilfe eines Druckminderers einstellbar. Der Niederdruckmesser ist in l/min-Gemisch geeicht. Die Konzentration von 30% O_2 bleibt in allen Stellungen erhalten.

Das die Mischdüse des Injektors verlassende Gas wird einem Vorratsbeutel zugeführt, aus welchem der Patient atmet. Der die Narkose Überwachende hat auf eine gleichmäßige Füllung des Beutels zu achten und gegebenenfalls den Zufluß am Druckminderer zu korrigieren. Wird auf diese Weise ein gleichbleibender Mittelwert bei der Füllung des Beutels erreicht, so ist hierdurch ein Abschätzen des Atemvolumens möglich. Das Atemminutenvolumen entspricht dem am Druckminderer eingestellten Wert.

In die Vorrichtung eingebaute Ventile verhindern ein Überfüllen des Beutels, bzw. bei zu klein gewählter Einstellung am Druckminderer einen Gasmangel. Mit Hilfe einer zusätzlichen O_2-Dusche ist es möglich, den Beutel schnell mit Sauerstoff zu füllen.

Wie bereits erwähnt, sind alle bekannten Draw-over-Verdunster entweder mit einer Vorrichtung für Handbeatmung ausgestattet oder es besteht die Möglichkeit eine solche zusätzlich anzubringen.

Für das Anbringen des Faltenbalges ist von mehreren Seiten das Einschalten zwischen Verdunster und Patient vorgeschlagen worden. Diese Schaltung besitzt den Vorteil, daß man bei Spontanatmung des Patienten

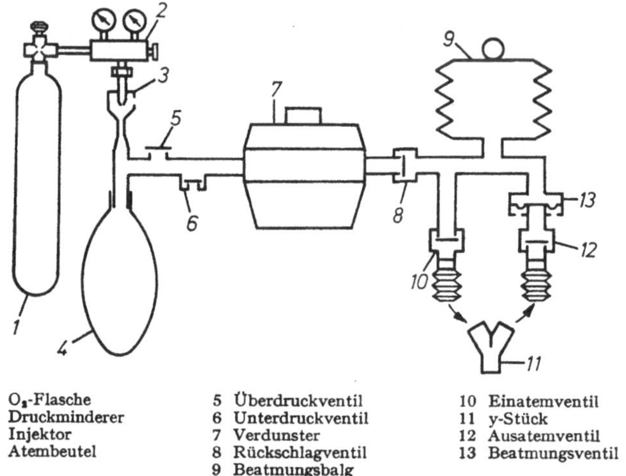

Abb. 50. Draw-over-Inhaler mit Injektor für die O_2-Anreicherung

den Atemrhythmus an der Bewegung des Balges beobachten kann. Außerdem beeinflußt das Mitatmen des Balges den Ablauf der Gasströmung im Gerät, was die Abhängigkeit der Konzentration von der Durchflußmenge günstig beeinflußt.

Leider hat jedoch die Methode, den Atembalg zwischen Verdunster und Patienten einzuschalten, einen bedeutenden Nachteil: Wie bereits erwähnt, nehmen Gummiteile Narkosemittel auf. Die große Fläche eines Beatmungsbalges ist dafür besonders geeignet.

In diesem Zusammenhang sei noch auf einen weiteren Punkt hingewiesen.

Eine starke Bewegung des Beutels wird durch einen Unterdruck in der Leitung zwischen Verdunster und Patient erzeugt. Dieser durch die Einatmung des Patienten entstehende Unterdruck ist von der Größe des Verdunsterwiderstandes abhängig. Eine große Bewegung des Beutels deutet also auf einen großen Verdunsterwiderstand hin. Abschließend sei noch auf eine Gefahr bei der Benutzung von draw-over-Verdunstern, insbesondere für Halothan hingewiesen. Wird versehentlich vergessen, die Einfüllvorrichtung eines derartigen Verdunsters zu verschließen, so können extrem hohe Konzentrationen vom Verdunster abgegeben werden. Dies tritt besonders dann auf, wenn die Dosierung für den Gasfluß durch die Verdunsterkammer am Einlaß der Verdunsterkammer liegt. Das eingeatmete Gas fließt dann über den Weg des geringeren Widerstandes, d. h., durch die Einfülleinrichtung und durch die Verdunsterkammer. Die Gefahr tritt nicht auf, wenn die Einfüllvorrichtung so angeordnet ist, daß bei normalem Gebrauch Flüssigkeit in den Bohrungen zur Verdunsterkammer steht.

Die Tatsache, daß draw-over-Verdunster sowohl bei Spontanatmung, als auch in Verbindung mit künstlicher Beatmung angewendet werden, erfordert eine besondere Ausführung des Beatmungsventiles. Die von Wiederbelebungsgeräten her bekannten Beatmungsventile können nicht in jedem Falle verwendet werden. Bei diesen Ventilen ist es zulässig, daß der Patient bei Spontanatmung atmosphärische Luft direkt durch das Ventil erhält, während bei den sog. Narkosebeatmungsventilen das Einatemgas durch den Verdunster fließen muß.

Narkosebeatmungsventile stellen in Wirklichkeit Ventilkombinationen aus mehreren – im Normalfall zwei bis drei – Einzelventilen dar. Abb. 51 zeigt in einer Prinzipskizze die Wirkungsweise einer solchen Kombination

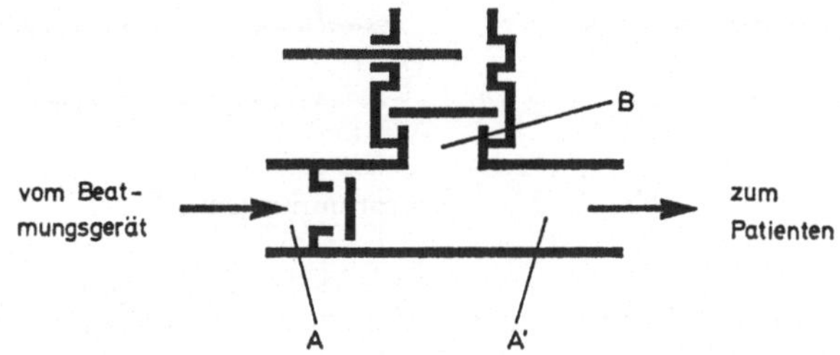

Abb. 51. Prinzipieller Aufbau eines Narkosebeatmungsventils

mit folgendem Gasfluß: Während der Einatemphase fließt das Gas vom Gerät durch Leitung *A* und *A'* zum Patienten. Das ausgeatmete Gas fließt vom Patienten durch Leitung *A'* und *B* ins Freie. Die Ventilkombination hat drei Funktionen zu erfüllen:

1. Während der Einatemphase bei Spontanatmung das Einfließen von atmosphärischer Luft durch Leitung *B* zu verhindern.
2. Während der Ausatemphase das Zurückfließen des ausgeatmeten Gases in die Leitung *A* zu verhindern.
3. Bei künstlicher Beatmung während der Einatemphase das Ausfließen des Gases aus Leitung *B* zu verhindern.

Im Ganzen soll das Ventil einen niedrigen Strömungswiderstand besitzen.

Die weit über 20 bekannten Ventilausführungen gehen im Prinzip auf 4 Grundtypen zurück. In Abb. 52 bis 57 ist deren Aufbau und Wirkungsweise erläutert.

Beim Ventil nach Abb. 52 fließt das Gas während der Einatemphase vom Gerät über das Einatemventil zum Patienten und während der Ausatemphase über das Ausatemventil ins Freie. Während der Einatemphase bei künstlicher Beatmung wird das Ausatemventil mechanisch gesperrt. Dies kann entweder durch Verschließen der Auslaßöffnung mit dem Daumen oder durch Verriegeln des Ventiltellers geschehen.

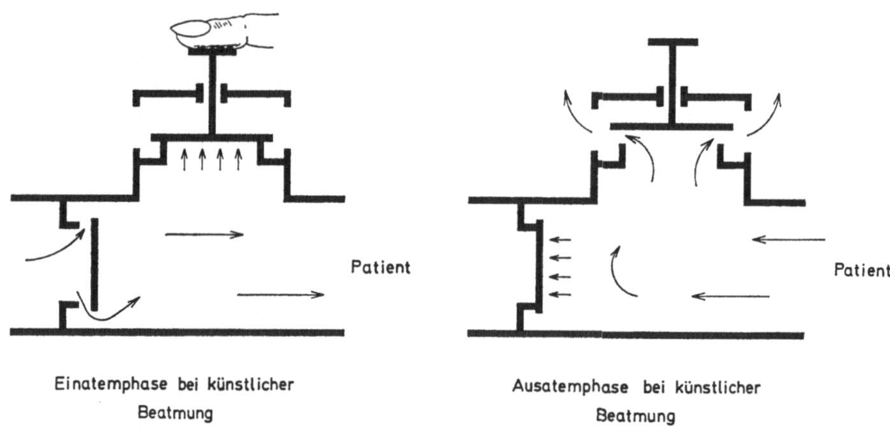

Abb. 52. Narkosebeatmungsventil I

Diese Ventilausführung zeichnet sich durch eine kleine, einfache und leichte Konstruktion aus. Ihr Nachteil ist die umständliche große Aufmerksamkeit erfordernde Handhabung.

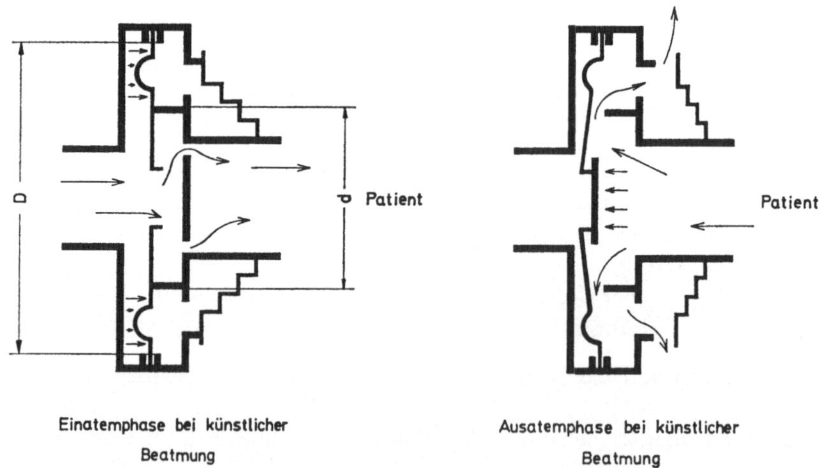

Abb. 53. Narkosebeatmungsventil II

Abb. 53 zeigt ein Narkosebeatmungsventil bei welchem das Verschließen des Ausatemweges während der Einatemphase bei künstlicher Beatmung pneumatisch erfolgt. Das Einatemventil ist in Form eines Rückschlagventils in der Mitte der Membran angebracht. Wenn durch das Beatmungsgerät im System ein über der Atmosphäre liegender Druck erzeugt wird, so legt sich die Membran gegen einen im Ausatemweg befindlichen Krater. Dadurch wird ein Abfließen des Gases verhindert.

Wenn man die Eigenspannung der Membran vernachlässigt, so errechnet sich die Schließkraft derselben wie folgt:

$$P = p\left(\frac{D^2 \cdot \pi}{4} - \frac{d^2 \cdot \pi}{4}\right) \text{ p}$$

In der Gleichung bedeuten:

P = die Schließkraft	p
p = Beatmungsdruck	cm H_2O
D = wirksamer Durchmesser der Membran	cm
d = Kraterdurchmesser	cm

Das Ausatemventil ist ein in Gasflußrichtung hinter dem Absperrventil liegendes Rückschlagventil.

Ein nach dem beschriebenen System aufgebautes Ventil arbeitet äußerst exakt. Eine Rückatmung ist nahezu ausgeschlossen. Der Nachteil ist der durch die Membran bedingte große Ventildurchmesser.

Bei der Anordnung nach Abb. 54 wird das Ausatemventil bei künstlicher Beatmung während der Einatemphase pneumatisch gesperrt. Unter Vernachlässigung der Eigenspannung der Membran errechnet sich die Schließkraft des Ventils wie folgt:

$$P = P_1 + p\left(\frac{D^2 \cdot \pi}{4} - \frac{d^2 \cdot \pi}{4}\right) \quad \text{p}$$

In der Gleichung bedeuten:

P = die Schließkraft	p
P_1 = die Schließkraft der Feder des Ausatemventils	p
p = Beatmungsdruck	cm H_2O
D = wirksamer Durchmesser der Membran	cm
d = Kraterdurchmesser	cm

Das Ventil arbeitet auf Grund seines Aufbaues äußerst exakt und besitzt einen sehr niedrigen Ausatemwiderstand. Rückatmung ist nahezu nicht möglich. Nachteil sind die durch Membran und Steuerleitung bedingten großen Abmessungen.

Eine abgewandelte, in ihren Baumaßen kleinere Ausführung ist in Abb. 55 gezeigt.

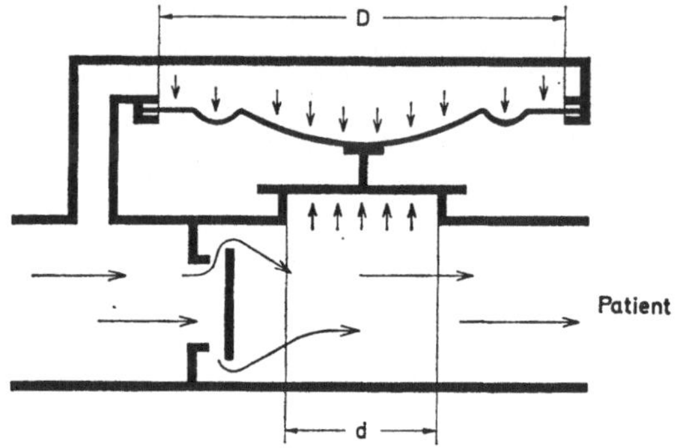

Einatemphase bei künstlicher Beatmung

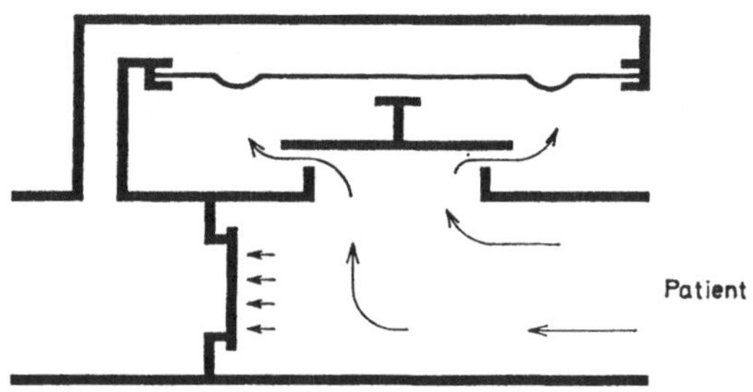

Ausatemphase bei künstlicher Beatmung

Abb. 54. Narkosebeatmungsventil III

Ein weiterer Typ ist in Abb. 56 gezeigt. Durch Verwendung eines zusätzlichen Ausatemschlauches kann das Ventil vom Patienten weg zum Apparat verlegt werden. Die großen Abmessungen fallen dann weniger ins Gewicht.

Bei dem Ventil nach Abb. 57 besitzen das Einatemventil und das Absperrventil dasselbe bewegliche Ventilelement. Dieses in Abb. 57 als Scheibe dargestellte Bauteil kann nur einen der beiden Wege absperren. Diese Ventilkombination zeichnet sich durch eine besonders kleine und leichte Bauweise aus, da bei ihr auf die Verwendung von Membranen verzichtet wurde.

Bei der Benutzung sollte man jedoch über die Wirkungsweise und über die für die Funktion erforderlichen Druckverhältnisse im Inneren des Ventils orientiert sein.

Wird das Ventil in Verbindung mit künstlicher Beatmung verwendet, so ist es bei Beginn der Einatemphase erforderlich, daß die Ventilscheibe am Krater des Sperrventils zum Anliegen kommt, um den Ausatemweg zu verschließen. Der zum Festhalten der Scheibe in dieser Stellung erforderliche Druck p ist wie folgt bestimmt:

$$p = \frac{4 \cdot P}{d^2 \pi} \text{ cm } H_3O .$$

In der Gleichung bedeuten:

p = der Druck, welcher erforderlich ist, das Ventil verschlossen zu halten — cm H_2O

P = Kraft der Feder in Stellung a (Abb. 57) (Zur Federkraft muß bei bestimmten Ventillagen das Gewicht der Scheibe addiert werden) — p

d = Durchmesser des Ventilkraters — cm

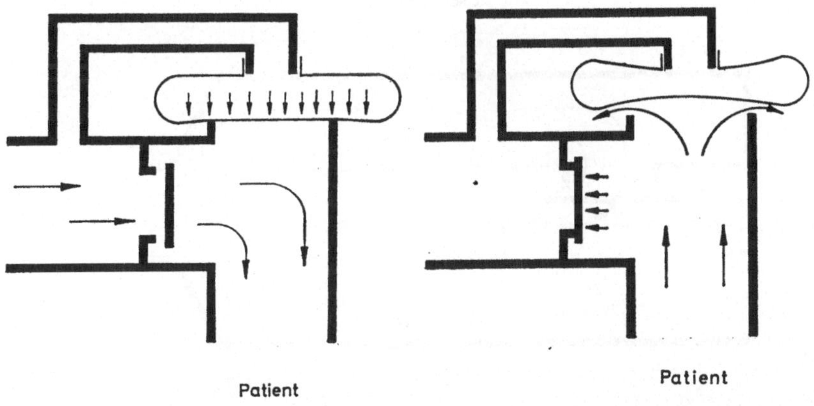

Abb. 55. Narkosebeatmungsventil IV

Um ein einwandfreies Arbeiten des Ventils zu gewährleisten, müssen Federkraft und Kraterdurchmesser so bestimmt werden, daß sich ein Schließdruck p = ca. 4 cm H_2O ergibt. Dieser Druck p kann sich aber nur in einem dichten System aufbauen. Theoretisch wäre dies nie möglich, da das vom Beatmungsgerät herzufließende Gas zur Ausatemöffnung wieder ausfließt, ohne den erforderlichen Schließdruck p aufzubauen. Praktisch passiert dies aber nur bei ganz kleinem Gasfluß. In Wirklichkeit wird die Ventilscheibe durch den vom Beatmungsgerät herkommenden Gasstoß gegen den Krater des Absperrventils geworfen. Der fließende Gasstrom erzeugt dann in der Leitung sowie im Ventilgehäuse den für die Schließkraft erforderlichen Druck p.

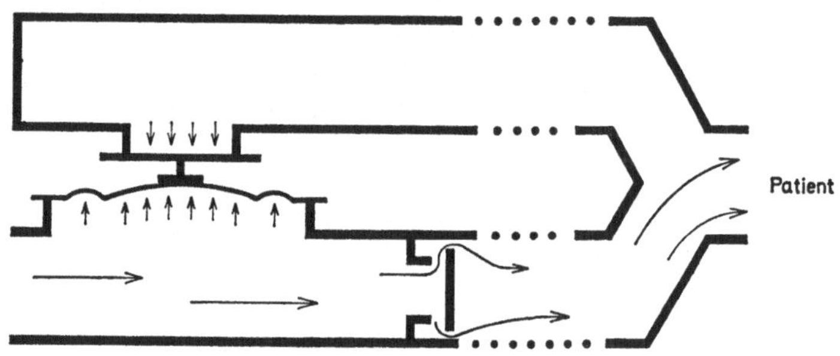

Einatemphase bei künstlicher Beatmung

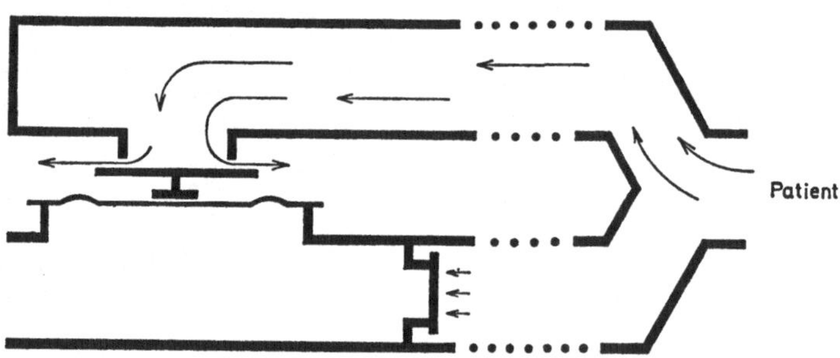

Ausatemphase bei künstlicher Beatmung

Abb. 56. Narkosebeatmungsventil V

Trotz des soeben Gesagten sollte man sich bei der Benützung eines Ventils dieses Systems über den beschriebenen Ablauf stets im klaren sein und den Beatmungsbalg bei Beginn der Einatemphase nicht zu zaghaft bedienen.

Noch wichtiger als das bisher Gesagte ist die Kenntnis des Druckverlaufs während der Ausatemphase. Betrachten wir den Vorgang wieder rein theoretisch, so öffnet das Ventil erst, wenn der Schließdruck p unterschritten wird. Wie bereits erwähnt, wäre das bei ca. 4 cm H_2O der Fall.

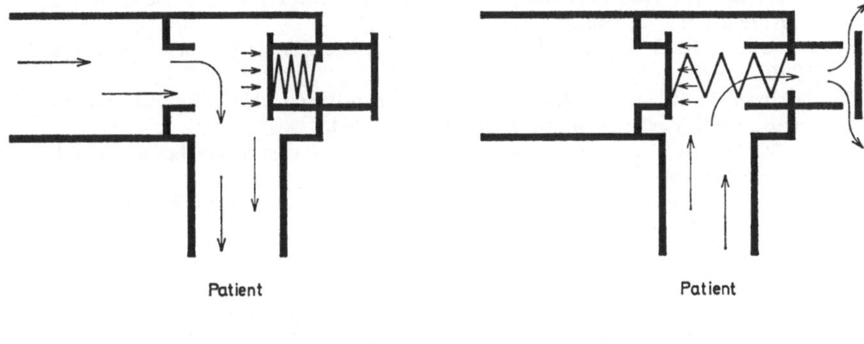

Abb. 57. Narkosebeatmungsventil VI

Bis zu diesem Punkt wären aber bereits 80% des Ausatemgases in das Beatmungsgerät zurückgeflossen. Auch in diesem Falle wird nur bei einer ausreichend schnellen Betätigung des Beatmungsbalges am Anfang der Ausatemphase der Ventilteller in seine Ausgangslage geschleudert, worauf die Ausatemluft durch die dafür bestimmte Öffnung ins Freie abströmen kann.

Literatur

Barth, L., u. M. Meyer: Moderne Narkose. Jena: VEB Gustav Fischer Verlag 1965.

Boyan, P. C.: General Anesthesia with minimal Equipment. N. Y. St. J. Med. **63**, 6, 829–833 (1963).

Braulio De Castro: The E. M. O. Vaporizer using the technique demonstrated by Sir Robert Macintosh, read during the Third Scientific Session of the First Asian and Australian Congress of Anaesthesiology Nov. 1962.

Cole, P. V., and J. Parkhouse: Clinical experience with the E. M. O. Inhaler, Postgrad. Med. J. **39**, 476 (1963).

Farman, J. V.: The use of the E. M. O. apparatus for ether anaesthesia in the smaller Hospital. W. Afr. Med. J. X, 5, 355–365 (1961).

Ghose, R.: Modern, safe, low cost anaesthesia. Ethiopian Med. J. **2**, 3 (1964).

Holmes, C. McK.: Post-operative vomiting after ether/air anaesthesia. Anaesthesia **20**, 2, 199–205 (1965).

HORATZ, K., u. J. SCHUMAN: Die derzeitige Bedeutung der Tropfnarkose. anästh. prax. **2**, 85–90. München: E. u. H. Marseille Verlag 1967.

—, H. H. KLINGHAMMER, u. R. LANGER: Halothankonzentration bei Narkosen mit Feldnarkosegeräten. Wehrmed. **4**, 33–44 (1966).

HUTSCHENREUTHER, K.: Anaesthesie und Notfallmedizin. Anaesthesiology and Resuscitation – Anaesthesiologie und Wiederbelebung, Bd. 15. Berlin-Heidelberg-New York: Springer 1966.

LEATHERDALE, R. A. L.: The E. M. O. ether inhaler. Anaesthesia **21**, 4, 504–512 (1966).

MACINTOSH, R. R., u. F. B. BANNISTER: Grundlagen der Allgemeinnarkose. Berlin: VEB Verlag Volk und Gesundheit 1964.

—, W. W. MUSHIN, and H. G. EPSTEIN: Physics for the Anaesthesist, 2nd Ed. Oxford: Blackwell 1958.

MARKELLO, R., and B. D. KING: Halothane-Ether-Air Anesthesia. J. Am. Med. Ass. **190**, 869–872 (1964).

MUSHIN, W. W., L. RENDELL-BAKER, and P. W. THOMPSON: Automatic Ventilation of the Lungs. Oxford: Blackwell 1959.

WEIS, K.-H., u. P. SCHREIBER: Konzentrationsmessungen mit dem Gardener-Universal-Verdampfer. Der Anaesthesist **14**, 10, 289–293 (1965).

Erschienene Bände:

1 Resuscitation Controversial Aspects. Chairman and Editor: Peter Safar. DM 10,—

2 Hypnosis in Anaesthesiology. Chairman and Editor: Jean Lassner. DM 8,50

3 Schock und Plasmaexpander. Herausgegeben von K. Horatz und R. Frey. Vergriffen.

4 Die intravenöse Kurznarkose mit dem neuen Phenoxyessigsäurederivat Propanidid (Epontol®). Herausgegeben von K. Horatz, R. Frey und M. Zindler. DM 21,—

5 Infusionsprobleme in der Chirurgie. Unter dem Vorsitz von M. Allgöwer. Leiter und Herausgeber: U. F. Gruber. DM 7,20

6 Parenterale Ernährung. Herausgegeben von K. Lang, R. Frey und M. Halmágyi. DM 19,60

7 Grundlagen und Ergebnisse der Venendruckmessung zur Prüfung des zirkulierenden Blutvolumens. Von V. Feurstein. DM 9,60

8 Third World Congress of Anaesthesiology. DM 24,—

9 Die Neuroleptanalgesie. Herausgegeben von W. F. Henschel. DM 36,—

10 Auswirkungen der Atemtechnik auf den Kreislauf. Von R. Schorer. DM 14,—

11 Der Elektrolytstoffwechsel von Hirngewebe und seine Beeinflussung durch Narkotica. Von W. Klaus. DM 19,80

12 Sauerstoffversorgung und Säure-Basenhaushalt in tiefer Hypothermie. Von P. Lundsgaard-Hansen. DM 18,—

13 Infusionstherapie. Herausgegeben von K. Lang, R. Frey und M. Halmágyi. DM 39,60

14 Die Technik der Lokalanaesthesie. Von H. Nolte. DM 6,—

15 Anaesthesie und Notfallmedizin. Herausgegeben von K. Hutschenreuter. DM 48,—

16 Anaesthesiologische Probleme in der HNO-Heilkunde und Kieferchirurgie. Herausgegeben von K. Horatz und H. Kreuscher. DM 9,60

17 Probleme der Intensivbehandlung. Herausgegeben von K. Horatz und R. Frey. DM 19,80

18 Fortschritte der Neuroleptanalgesie. Herausgegeben von M. Gemperle. DM 19,80

19 Örtliche Betäubung: Plexus brachialis. Von Sir Robert R. Macintosh und W. W. Mushin. DM 12,—

20 Anaesthesie in der Gefäß- und Herzchirurgie. Herausgegeben von O. H. Just und M. Zindler. DM 39,60

21 Die Hirndurchblutung unter Neuroleptanaesthsie. Von H. Kreuscher. DM 19,80

22 Ateminsuffizienz. Von H. L'Allemand. DM 22,—

23 Die Geschichte der chirurgischen Anaesthesie. Von Thomas E. Keys. DM 48,—

24 Ventilation und Atemmechanik bei Säuglingen und Kleinkindern unter Narkosebedingungen. Von J. Wawersik. DM 32,—

25 Morphinartige Analgetika und ihre Antagonisten. Von Francis F. Foldes, Mark Swerdlow, und Ephraim S. Siker. DM 68,—

26 Örtliche Betäubung: Kopf und Hals. Von Sir Robert R. Macintosh und M. Ostlere. DM 42,—

27 Langzeitbeatmung. Von Ch. Lehmann. DM 24,—

Erschienene Bände (Fortsetzung):

28 Die Wiederbelebung der Atmung. Von H. Nolte. DM 8,–

29 Kontrolle der Ventilation in der Neugeborenen- und Säuglingsanaesthesie. Von U. Henneberg. DM 19,80

30 Hypoxie. Herausgegeben von R. Frey, K. Lang, M. Halmágyi und G. Thews. DM 48,–

31 Kohlenhydrate in der dringlichen Infusionstherapie. Herausgegeben von K. Lang, R. Frey und M. Halmágyi. DM 18,–

32 Örtliche Betäubung: Abdominal-Chirurgie. Von Sir Robert R. Macintosh und R. Bryce-Smith. DM 38,–

33 Planung, Organisation und Einrichtung von Intensivbehandlungseinheiten am Krankenhaus. Herausgegeben von H. W. Opderbecke. DM 34,–

34 Venendruckmessung. Herausgegeben von M. Allgöwer, R. Frey und M. Halmágyi. DM 24,—

35 Die Störungen des Säure-Basen-Haushaltes. Herausgegeben von V. Feurstein. DM 38,—

36 Anaesthesie und Nierenfunktion. Herausgegeben von V. Feurstein. DM 36,—

37 Anaesthesie und Kohlenhydratstoffwechsel. Herausgegeben von V. Feurstein. DM 24,—

38 Respiratorbeatmung und Oberflächenspannung in der Lunge. Von H. Benzer. DM 16,–

39 Die nasotracheale Intubation. Von M. Körner. DM 28,—

41 Über das Verhalten von Ventilation, Gasaustausch und Kreislauf bei Patienten mit normalem und gestörtem Gasaustausch unter künstlicher Totraumvergrößerung. Von O. Giebel. DM 18,—

42 Der Narkoseapparat. Von P. Schreiber. DM 19,80

In Vorbereitung:

40 Ketamine. Herausgegeben von H. Kreuscher

43 Die Klinik des Wundstarrkrampfes im Lichte neuzeitlicher Behandlungsmethoden. Von K. Eyrich

44 Der primäre Volumenersatz mit Ringerlaktat. Von A. O. Tetzlaff

45 Vergiftungen: Erkennung, Verhütung und Behandlung. Herausgegeben von R. Frey, M. Halmágyi, K. Lang und P. Oettel

Berichtigung

Anaesthesiologie und Wiederbelebung, Band 42
Schreiber, Der Narkoseapparat

Auf der Impressumseite und im Geleitwort wurde versehentlich dem Namen des Autors „Dipl.-Ing.“ anstatt „Ing.(Grad.)“ vorangestellt.